新　版
脳波の旅への誘い
――楽しく学べるわかりやすい脳波入門――
第2版

市川忠彦 著

星和書店

An Invitation to Journey for Understanding of EEG—An Easy Guide to EEG
Revised Edition

by
Tadahiko Ichikawa, M.D.,Ph.D.

©2006 by Seiwa Shoten Publishers

第 2 版を読んで下さるあなたへ

　十年ひと昔という言い方をしますと，この本を初めて世に出させていただいたのは，もうひと昔以上も前ということになります。

　この間，増刷を重ね，実にたくさんの方々が旅を共にして下さいました。ひとつの役目を終えることができましたので，私としては，もう旅に出ることもないだろうとの思いでしたが，あちこちからのご要望もあって，このたび改訂を行い，再度，旅のご案内をさせていただくことになりました。

　改訂された主な点について，お話しておきましょう。

　初版から6年たって，脳波の国際学会である国際臨床神経生理学会が，25年ぶりに脳波用語集を改訂し，臨床と関連の深いいくつかの波形の解釈に新しい指針を示しました。今回の改訂では，この新しい指針を解説することに最も力を注ぎ，新たに設けられた「第5章　いろいろな特殊脳波の姿を知ろう」のなかで，詳しくお話させていただくことにしました。

　また，高齢化社会の到来や狂牛病の発生など，時代を反映させる意味からも，老人の脳波やいろいろな異常脳波については，新しい図を使ったりしてお話の機会を増やすことにいたしました。

このほか，脳の画像が著しい進歩をとげたことも決して忘れることはできず，「第8章　脳が眺められる時代がやってきた」では，筑波大学臨床医学系精神医学朝田隆教授，谷向知講師のご好意をいただいて，新しい画像を紹介することができました。ただ，私としては，もっと画像についてお話しなければとの思いもあったのですが，余りに長い旅路になりますし，脳波の旅という本来の目的からはずれることにもなりますので，今回は垣間見る程度にさせていただきました。この点は，ご容赦いただきたく思います。

この「再びの旅路」をご一緒することによって，脳波の全体的な姿を感じ取って下さり，何よりもあなたが脳波に親しんでいただけるようになれば，私の労はそれだけで十分報われるはずだと思っています。

最後に，第2版の出版を熱心にお勧め下さり，改訂の煩雑な作業にあたっても，終始，ご助力を惜しまれなかった星和書店代表取締役社長石澤雄司氏，同出版・編集部近藤達哉氏，同デザイン・プロダクション部高山由美子氏に心より感謝申し上げます。

2006年3月

十年経ぬ（ととせ）　早春の筑波山麓にて

市　川　忠　彦

この本を読んで下さるあなたへ

　「誤りやすい異常脳波」（医学書院）という本を初めて世に出させていただいてから，数年の歳月が流れました。幸いにも，この本は，多くの読者の方々からそれなりの評価をいただくことができ，嬉しさととまどいが，やがて安堵へと変わっていったことを今でもはっきりと覚えています。

　しかし，処女作に対する愛着と言うのでしょうか，いつの頃からか，「この本をもっと理解しやすくするためには，医師だけではなく，医療に関わるより多くの方々にも，脳波の基本を身につけていただくような解説書を用意する必要があるだろう」との思いが，私の頭から離れなくなってしまいました。

　「脳波に親しんでいただけるような，何かユニークな視点はないものだろうか」と，たくさんの専門書をもう一度ひもといてみましたが，新しい着想はなかなか産声をあげてくれませんでした。

　そのうち，私自身が新設大学へ転任し，あわただしい日々がつづいたこともあって，この思いはどこかに置き去りにされてしまいました。

　そんなある日，アルファ波だけが世の多くの人々に迎えられていく様を目の当たりにして，私の胸は再び高鳴りを覚えまし

た。

　難解でとっつきにくい脳波が，現代人の日常生活に入り込んでいく現象は嬉しいことではありますが，アルファ波だけが遊離するのではなく，脳波全体がもっと浸透していく必要があるのではないだろうか？「脳波の全体的な姿を楽しみながら学んでいただき，それでいて，読み終えた時には脳波がひと通り見られるようになっている入門書」……この夢に駆られ，脳波に対する私なりの考え方をとにもかくにもペンに託しました。

　こんな道のりを経て，今，この本をあなたにお届けするわけですが，読み終えられて，脳波をさらに深めたいと思われた方は，ひきつづき，「誤りやすい異常脳波」をお読みいただければ，著者としてこれにもまさる喜びはありません。

　しかし，そうは言っても，「脳波に親しんでいただきたい」との思いが強いばかりに，当世かたりべ風に構成した私の大胆とも言える試みは，ご批判をいただく結果に終わるかもしれません。でも，このあたりで私の手元から離し，再び勇気をもって，世に送り出してみることにいたします。

　本書の出版にあたり，執筆を熱心にお勧め下さいました日本大学精神神経科学教室小島卓也教授，文中，第7章の「3．今，脳波はどんな風に変わってきているの？」の項について，多大のお力添えをいただきました同松浦雅人助教授に深く感謝申し上げる次第です。

　また，東京医科歯科大学神経精神医学教室神経生理グループ夏の勉強会や筑波大学臨床医学系精神医学グループ木曜研究会，同社会医学系精神衛生グループ月曜研究会だけではなく，筑波

技術短期大学水曜会，茨城県立友部病院や国立水戸病院での精神科臨床を学ぶ会における諸先生方との語らいのなかで，この本のエスプリが培われていったようにも思えてなりません。日頃親しくしていただいているこれら多くの先生方に，この場を借りて厚くお礼申し上げます。

　最後に，執筆の機会をお与え下さり，出版の運びに至るまで，終始変わらぬ励ましのお言葉をいただきました星和書店社長石澤雄司氏，同編集部伊藤みゆき氏に心よりお礼申し上げます。

　　1993年9月

　　　　　　　　　　　　　　秋色漂う筑波山麓にて

　　　　　　　　　　　　　　　　　　市川忠彦

目　次

第2版を読んで下さるあなたへ……………………………………iii
この本を読んで下さるあなたへ…………………………………… v

プロローグ　心の安らぎとアルファ波……………………… 1
　今もっとも求められているもの
　　──それは心の安らぎ………………………………………… 1
　心の安らぎってアルファ波と関係あるの？………………… 2
　脳波が街角におりてきた……………………………………… 3

第1章　脳波って何だろう？
　　　　──旅の身仕度・パート1──……………………… 7
　脳は電気を発している………………………………………… 7
　脳の電気活動をキャッチした人が，昔いた………………… 8
　今，脳波はどうやってキャッチするの？…………………… 9
　脳波ってどんな姿をしているの？
　　──それはリズミカルなサイン・ウェーブ……………14
　脳波の出どころってどこなの？………………………………17
　脳波の役目って何なの？………………………………………18
　脳波を検査されても体に害はないの？………………………20

第2章　脳波はどうやって見るのだろう？
　　　　──旅の身仕度・パート2──………………………21
　あなたの言葉でまとめてみよう

──脳波の用語はお化粧役……………………21
 1．サイン・ウェーブの姿を知ろう──ひとつの
　　サイン・ウェーブを横と縦に見よう …………………26
　　1．周波数 ……………………………………………26
　　2．振　幅 ……………………………………………28
 2．サイン・ウェーブの連なり方を横と縦に見よう……30
　　1．リズミカルであるかどうか ……………………30
　　2．どの場所に目立つのか …………………………31
　　3．左と右で違いがないか …………………………32
 3．いろいろな不協和音を知ろう………………………33
　脳波を見るコツ──それは突発波と背景活動の
　ふるい分け………………………………………………36

第3章　正常脳波ってどんな姿をしているの？……………39
 1．正常脳波のモデル像…………………………………39
 2．眠りにつくと，脳波は変わる
　　　──睡眠による脳波の変化………………………44
　　1．まどろみ期・入眠期（睡眠第1段階）…………47
　　2．軽睡眠期（睡眠第2段階）………………………47
　　3．中等度睡眠期（睡眠第3段階）…………………54
　　4．深睡眠期（睡眠第4段階）………………………55
　　5．逆説睡眠期・レム睡眠期（REM段階）…………55
 3．脳波も成長し，やがて老化する
　　　──年齢による脳波の変化………………………58
　　1．子供のうち，脳波って，どんな風に成長するの？…60
　　2．子供が眠っている時の脳波って，成人とどんな風
　　　に違うの？………………………………………68
　　3．脳波って，どんな風に老化するの？ …………71
 4．脳波が変わるそのほかの条件って何？……………72

第4章　いろいろな異常脳波の姿を知ろう ……………………77
1．いろいろな不協和音はどんな姿であらわれるの？……77
　　1．3 Hz 棘・徐波複合 ……………………………………77
　　2．非定型棘・徐波複合 …………………………………80
　　3．多棘・徐波複合 ………………………………………83
　　4．1.5〜2.5 Hz 鋭・徐波複合 ……………………………85
　　5．ヒプサリズミア ………………………………………89
　　6．広汎性徐波群発 ………………………………………93
　　7．局在性棘波 ……………………………………………94
　　8．側頭前部の局在性棘波 ………………………………105
　　9．側頭中部の局在性棘波 ………………………………114
　　10．周期性同期発射 ………………………………………117
　　11．三相波 …………………………………………………120
2．サイン・ウェーブの連なり方やそれぞれの姿には，どんな異常があるのだろう？ ……………………………123
　　1．広汎アルファパターンと低電圧脳波 ………………123
　　2．α 波の左右差 ……………………………………………127
　　3．多形デルタ活動 ………………………………………129
　　4．前頭部間欠律動性デルタ活動 ………………………132
　　5．入眠時レム期 …………………………………………138
　　6．広汎性徐波異常脳波──意識障害の脳波 …………143
3．ちょっと風変わりな異常脳波があることも知っておこう …………………………………………………152
　　1．アルファ昏睡 …………………………………………152
　　2．棘・徐波昏迷 …………………………………………158

第5章　いろいろな特殊脳波の姿を知ろう ………………161
1．6 Hz 棘・徐波 ……………………………………………161
2．14&6 Hz 陽性群発 ………………………………………163

3．小鋭棘波 …………………………………168
4．ウィケット棘波 …………………………170
5．SREDA（成人潜在性律動性脳波発射）…172
6．精神運動発作異型 …………………………176

第6章　脳波の賦活って何なの？ …………179
1．脳波の賦活って何なの？ …………………179
2．過呼吸賦活法ってどんな方法なの？ ……180
3．光刺激賦活法ってどんな方法なの？ ……185
　　1．光駆動 …………………………………185
　　2．光突発応答と光筋原応答 ……………187
4．睡眠賦活法ってどんな方法なの？ ………190

第7章　いろいろなアーチファクトも知っておこう …193
1．アーチファクトって何なの？ ……………193
2．アーチファクトってどんな姿をしているの？ …194
　　1．心電図によるアーチファクト ………194
　　2．電極の接着不良によるアーチファクト …197
　　3．まばたきや眼瞼振戦によるアーチファクト …200
　　4．眼球運動によるアーチファクト ……202
　　5．発汗によるアーチファクト …………204
　　6．筋電図によるアーチファクト ………204

第8章　脳が眺められる時代がやってきた …209
1．今，脳はどんな風に眺められるの？ ……209
2．脳の画像と脳波はどんな風に関わり
　合っているの？ ……………………………214
3．今，脳の画像はどんな風に変わってきているの？
　　……………………………………………219

4．今，脳波はどんな風に変わってきているの？ ……221

エピローグ　旅の終わりに …………………………………229

引用させていただいた文献 ………………………………231
索　引 ………………………………………………………233

プロローグ
心の安らぎとアルファ波

今，もっとも求められているもの
──それは心の安らぎ

　何とも異様な，やるせない時代です。戦火やテロが絶えてなくなるということはありませんし，天変地異も脅威です。自ら命を絶つ者が急増し，毎日と言っていい程，どこかで誰かが命を奪われていきます。

　IT革命によって，情報の伝達，入手は迅速かつ豊富になりましたが，「心と心の触れ合い」という大切な物がどこかに置き去りにされてしまったと感ずるのは私ひとりでしょうか？　現代人の心は，錯綜した世相のなかでストレスにさらされ，人知れず何かにおびえ，ため息をもらしているかのようです。

　こんな患者さんに出会ったことがあります。

　今から20年以上も昔の，そろそろ春も終わろうとする頃のことでした。自宅からは遠く離れたある県の海辺の作業小屋で，前日の雨で下着までずぶ濡れになったひとりの男が発見されました。名前も住所もわからないので，とりあえず診療所に送られましたが，記憶喪失の診断を受け，近くの病院に入院となっ

たのです。名前，生い立ち，過去の経験など自分のことについては一切記憶を失っていました。この日から，見知らぬ土地での彼の病院生活がはじまりました。その後，レクリエーションの進行係をつとめたり，盆踊りには太鼓を叩くまでになったのですが，依然として自分は誰なのかわからないままでした。我に返ったのは，まるまる3年目の春のことでした。自宅近くの病院で，麻酔分析によって，はじめてそれまでの仮面が剝がされ，本来の素顔をのぞかせるようになったのです。死んだものとあきらめていた両親の喜びはいかばかりであったでしょう。こうして，彼の変身のひとり旅は終わり，失踪の経過がおもむろに語られていくことになるのですが，そんななかで，「また苦しみの日々がはじまります。自分が誰なのかわからなかった見知らぬ土地での病院生活はそれなりに楽しいものでもありました」と語った彼の言葉が，なぜか今でも，私の脳裏に焼きついて離れません。

　「どこか遠い所に逃げ出したい」，「もう一度生まれ変わって来られたら」，人は皆，こんな心の声を聴いたことがあるでしょう。誰しも，心の安らぎを求めて，旅路を辿ることを夢見るのです。

心の安らぎってアルファ波と関係あるの？

　しかし，現代人の辿る安らぎへの旅路は，しょせん，心のなかでしかできないことは，誰にもわかっているのです。私たちが，ある日，職場に出かけるふりをして，そのまま見知らぬ土

地へあてもない旅に出たら、たちまちのうちに、家族や職場の同僚はあわてふためき、大騒ぎとなるでしょう。

そこで私たちは、ストレスにさらされた日常性の枠組みのなかで、いろいろな手段を使って、心の安らぎを求めようとします。

ある者は、神様にシビレ、宗教に傾倒していくでしょう。スポーツという汗のなかで、ひと時の安らぎを見出すこともあります。また、ある者は、薬やアルコールの中毒という病める姿をさらけ出すことにもなります。

そんななか、アルファ波への関心も高まっています。

音楽健康法というＣＤがあって、それには次のような解説がつけられています。

「音楽を用いることによってリラックスした状態に入り、アルファ波を導き出すことができます。大自然の音風景が、都会のなかや屋内にいることすら忘れさせ、心の旅へと誘います。そして、心の旅のなかでさまざまな名曲と出会うことにより、精神の平静をもたらし、心身をリフレッシュさせ、健康生活の達成をはかることができます」

脳波が街角におりてきた

アルファ波って何だろう？

さっそく、今はやりの新しい辞書でアルファ波の項を調べてみると、おおよそ、次のように説明されていました。「脳から出る微弱な電気を記録したものが脳波で、波形によってアルファ

波，ベータ波，シータ波，デルタ波の４つに分けられる。アルファ波は，心が落ち着いてゆったりした気分のときにあらわれ，逆に緊張している時に増えるのがベータ波である。また，ある種の訓練によってアルファ波があらわれる心の状態をつくりだすことができ，ストレスコントロールに有効な手段として，近年注目されている」

　でも，私の手元にあるこの辞書は，少し古い版になっていますので，早速，同じ辞書の最新版を調べてみることにしました。アルファ波はここでもとりあげられ，「心が落ち着いてゆったりした気分のときにあらわれる」と同じように説明されています。

　脳波といえば，これまで，私たち医師が患者さんの診断や治療の補助手段として使う武器のようなもので，医師の間でも，難解でとっつきにくいと相場が決まっていました。解説書といっても，専門書しかなく，苦労して書きあげても，医療に携わるごく一部の方にしか読まれませんでした。

　しかし，世の中も変わるもので，難解とされてきた脳波さえもが，こうして，現代人の日常生活に浸透しようとしていることは，このＣＤや，今はやりの新しい辞書を見てもわかります。いつぞやは，電車のなかで，高校生らしい若いお嬢さん方のこんな会話を耳にしたこともあります。

　「どう？　調子」，「それがあんまり良くないのよ，ここ数日ベータ波がつづいているのよ」

　緊張して，いらいらがつづく毎日だったのでしょうか？　ここまでは憶測してみても，「あなたは，ベータ波ってどんな波か

知っていますか？」と問いかけるだけの勇気はもてませんでした。

　お嬢さんのここ数日の心理状態を察するよりも，「いよいよ脳波が街角におりてきたんだな」と驚きもし，次のような思いが頭をよぎったことでした。

　「このお嬢さんは，脳波についてどこまで知っているのだろう？」

　脳波が街角におりてきた今，それが現代人の日常生活にどのような形で関わっているのか，理解する旅に出てみようとは思いませんか？

　私が道案内をいたします。

　決心がついたところで，さっそく，身仕度にとりかかりましょうか。

第1章
脳波って何だろう？
―― 旅の身仕度・パート1 ――

脳は電気を発している

　人間の脳は，およそ140億もの神経細胞でつくられたコンピュータのようなものです。神経細胞からは，いつも，ごくわずかな電気が発生し，その強さは，波うつように変わっていくのです。
　「まさか電気ウナギじゃあるまいし，第一，頭に手を当ててもビリビリと電気など伝わってこないじゃないの！」
　誰もがそう思うでしょう。
　しかし，生きて動いている限り，脳に限らず，心臓にしても筋にしても，人間の体には，何らかの電気活動があることは嘘でも何でもないのです。それがあまりに弱いものだから，手を当ててみたところでビリビリと感じないだけのことです。電気活動と言ってもピンとこないかもしれません。それぞれの細胞が出しているエネルギーとでも言いましょうか，あるいは活動のリズムと考えてもらった方がいいかもしれません。動いている心臓の電気活動を記録したものが心電図，筋のそれは筋電図なのです。

脳波だって同じことです。

脳が働いている時の電気活動をとらえたもの，それが**脳波** electroencephalogram, EEG なのです。

脳の電気活動をキャッチした人が，昔いた

今からおよそ75年も昔，ドイツのベルガーという人は，頭の表面に銀電極を置いて，まだ感度の悪い検流計により，脳のごくわずかな電気活動をとらえることにはじめて成功しました。これが，人間の脳波についての最初の研究です。彼は，その結果を，「ヒトの脳波について」と題する論文で次々と発表しました。

当時としては，随分ショッキングな出来事だったろうと思われますが，実はあまり評価されなかったらしいのです。それにはやはり，理由がありました。第1に，「人工の測定装置など使ってみたところで，あまりに複雑すぎる人間の脳を解き明かすことなどできるはずがない」と考える学者が，当時はまだ大部分だったのです。第2に，彼の発表した脳波がはなはだ頼りなげな10ヘルツぐらいの小さな波であったものですから，ほかの学者達は，「脳のような神秘的な器官が，10ヘルツぐらいの波状の電気を出しているにすぎないなどとはあまりに馬鹿げている，どうせベルガーは，脳以外の雑音電流を拾って喜んでいるのだろう」と一笑に付したらしいのです。

しかし，そうした評価はともかくとして，随分ショッキングな論文であったことは事実のようで，「君は，ベルガーの波を信

ずるか」という言葉が，当時の学者達のあいさつ代わりにまでなったと言います。

　そのうちに，イギリスのエードリアンという人が，よりすぐれた測定装置を使って，同じような波をとらえ，ベルガーの試みが正しいことを証明しました。ベルガーの発見以来，5年後のことです。

　この翌年には，アメリカのギブスという人が中心になって，てんかんという病気に，決まった波があらわれることをみつけました。

　その後も，いろいろな国の学者達が，競って研究を推しすすめ，脳波はだんだんとその形を整えていくことになるのです。

今，脳波はどうやってキャッチするの？

　最初に，私たちは，脳が働いている時の電気活動をとらえたものが脳波であるということを知りました。実は，脳の電気活動は，脳波だけではないのであって，測定装置の種類によっては，脳波とは違った波があらわれたりするのです。

　これから私たちが知ろうとする脳波をとらえるためには，**脳波計**という測定装置が必要なのです。

　脳波計のもっとも頼りになる点は，100万分の1ボルト（マイクロボルト，μV）単位というあまりに弱い脳の電気活動を，100万倍にも200万倍にも大きくする力をもっていることです。

　調べられる脳と脳波計の橋渡しをするのが電極です。電極としては，銀や塩化銀でつくられた皿状のものが使われることが

多いのです。これを，頭の表面のいろいろな場所にとりつけていきます。どこにとりつけてもいいというものではなく，その場所は，10-20（電極）法 ten-twenty (electrode) system という，国際的な約束事であらかじめ決められています。

19個の場所が決められていますが，そのすべてにとりつける必要はなく，ふつうは**左右の前頭極部，側頭前部，側頭中部，中心部，頭頂部，後頭部**がえらばれます。それぞれの場所が，頭のどのあたりをさすのか，**図1**をよく見て，そのイメージをつかんで下さい。

脳波を記録するためには，こうした，脳波そのものをとらえようとする電極のほかに，アースの役目を果たす電極も必要です。

この点を少し説明してみましょう。

脳波は，脳の電気活動，とりわけ，その電位変動をとらえるものですから，脳波の記録には，少なくともふたつの電極が必要ということになります。このふたつの電極が示す電位の差として，脳波がとらえられるわけです。この場合，体の一部に電位変動のない，いわゆる電位零の点があって，ここに一方の電極をおくことができれば，他方の示す電位変化は，零との差として，すなわち絶対値として記録できることになります。このように，電位零と考えられる点においた電極を，**基準電極** referential electrode と呼び，ふつう耳が使われます。これに対し，脳波そのものをとらえるために，頭の表面におかれた電極を**探査電極** exploring electrode と呼びます。

電極の組み合わせ方には，大きく2通りあって，探査電極と

第1章 脳波って何だろう？ 11

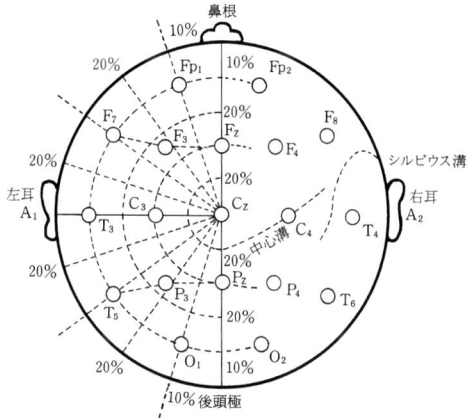

ten-twenty(electrode)system の原理

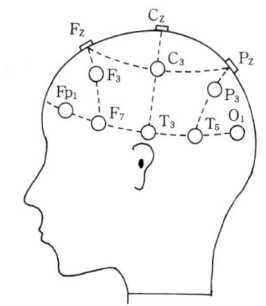

Fp₁ ＝ 左前頭極部　　　　F₇ ＝ 左側頭前部
Fp₂ ＝ 右前頭極部　　　　F₈ ＝ 右側頭前部
F₃ ＝ 左前頭部　　　　　 T₃ ＝ 左側頭中部
F₄ ＝ 右前頭部　　　　　 T₄ ＝ 右側頭中部
C₃ ＝ 左中心部　　　　　 T₅ ＝ 左側頭後部
C₄ ＝ 右中心部　　　　　 T₆ ＝ 右側頭後部
P₃ ＝ 左頭頂部　　　　　 F_z ＝ 正中前頭部
P₄ ＝ 右頭頂部　　　　　 C_z ＝ 正中中心部
O₁ ＝ 左後頭部　　　　　 P_z ＝ 正中頭頂部
O₂ ＝ 右後頭部

図1　10－20法によって決められた電極をとりつける場所
　　　奇数は左側，偶数は右側になっていることがわかる

基準電極を組み合わせて脳波をとらえる方法を **基準導出法** referential derivation，基準電極を使わず，探査電極同士を組み合わせる方法を **双極導出法** bipolar derivation と呼びます。双極導出法にもいろいろな組み合わせ方があるのですが，すべてをお話すると複雑になってきますので，ここでは隣同士の探査電極を順次結んでいく **連結双極導出法** linked bipolar derivation を例にとって，基準導出法との違いをもう少しお話してみましょう。

図2の上段に，それぞれの組み合わせ方をあらわしています。

ここで，「P_4（右頭頂部）に異常脳波が発生した」と仮定してみましょう。

図2の下段を見ていただきたいのですが，基準導出法ではP_4-A_2の組み合わせで，A_2は電位零ですから，P_4の電位がそのまま上向きにあらわれてきます。これが連結双極導出法になると，O_2-P_4では，O_2よりもP_4の電位が大きいため引き算すればマイナスの値，すなわち下向きのふれとしてあらわれます。P_4-C_4では，C_4よりもP_4の電位が大きいため引き算すればプラスの値，すなわち上向きのふれとなってあらわれ，下向きの波と上向きの波とがお見合いをするような格好になります。これを，電極P_4を中心に **異常脳波の位相(いそう)の逆転が見られる** と言い，「異常脳波があらわれる場所はたしかにP_4で間違いない」といった考え方をするわけです。

脳波の記録は，基準導出法だけではだめなのですか？

ある人の容姿をとらえるのに，正面からだけではなく，横か

第1章 脳波って何だろう？ 13

電極の組み合わせ方

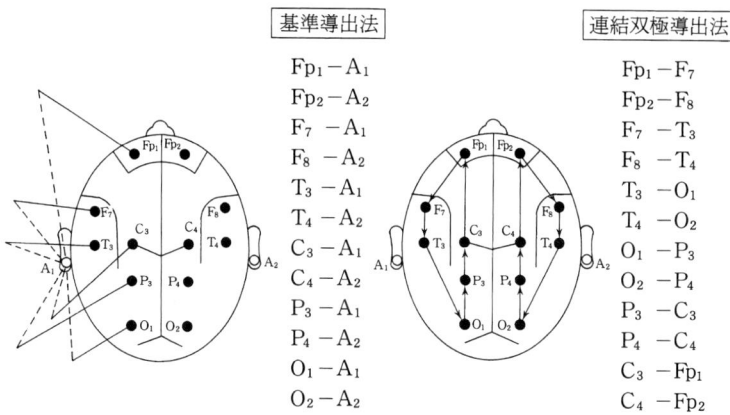

たとえば P_4 に異常脳波の発生をみたときの，組み合わせ方による異常脳波のあらわれ方の違い

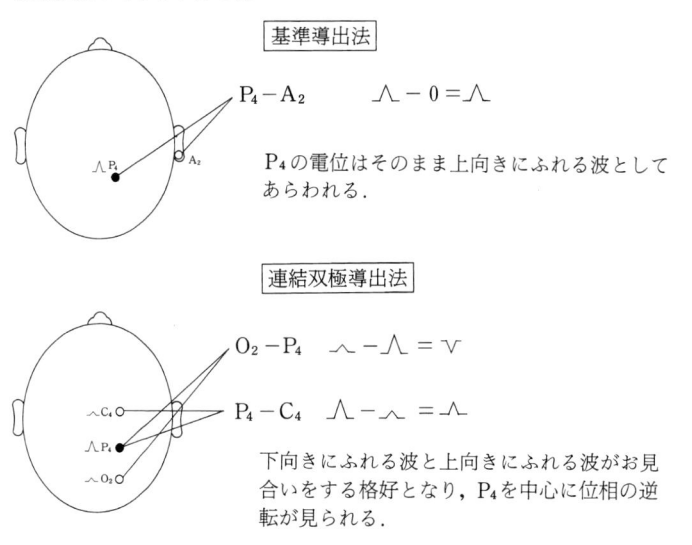

図2　電極の組み合わせ方と異常脳波のあらわれ方

ら見たり後ろから見れば，よりくっきりとその人の容姿が浮かび上がってきますね。このことからも，双極導出法の役目が自ずとおわかりいただけると思います。そんなわけで，日常の診療では，このふたつの方法があわせて用いられることが多いのです。

　ここにきて，早くも疲れが出はじめ，「もうこの旅はやめてしまおう」とあなたは思われるかもしれません。しかし，ここは脳波の記録方法の基本とも言うべきところで，とくに基準導出法は，後にたくさん出てくる脳波図のほとんどに使っていますので，理解を深めていただきたく思います。
　身仕度をつづけましょう。
　さて，こうして頭の表面にとりつけられた電極は，耳にとりつけられた電極とともに，リード線で脳波計につながれます。脳波計のスイッチが入れられると，ペン先が上下に振動し，流れる紙の上に脳波が描かれていくわけです（図3）。
　スイッチが入れられても，頭の表面にビリビリと電流など伝わってこないので，心配することはありません。

脳波ってどんな姿をしているの？
―― それはリズミカルなサイン・ウェーブ

　脳波がどのようにしてキャッチされるか，おおよそ理解していただけたと思いますが，それでは，ペン先は，流れる紙の上にどんな脳波の姿を描いていくのでしょうか？

第1章 脳波って何だろう？ 15

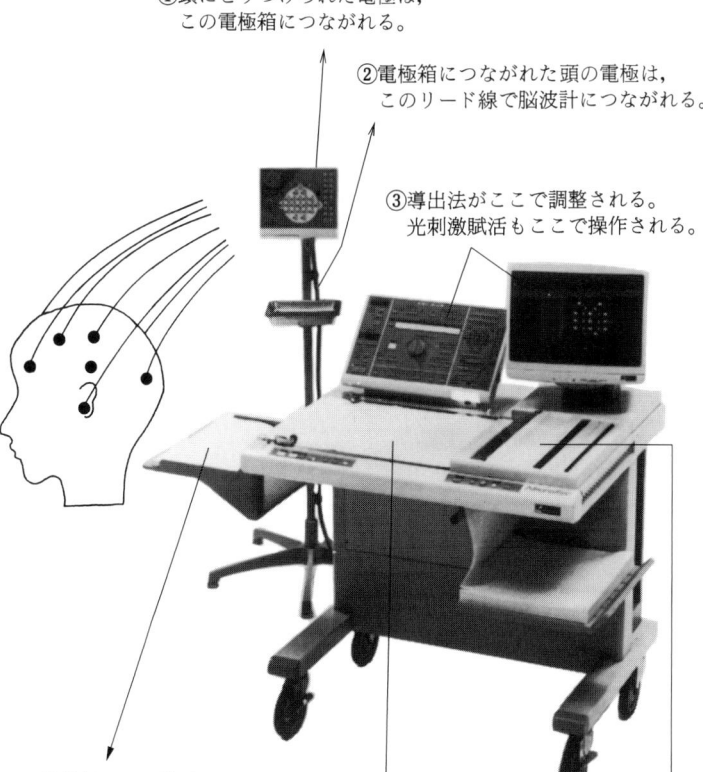

① 頭にとりつけられた電極は，この電極箱につながれる。

② 電極箱につながれた頭の電極は，このリード線で脳波計につながれる。

③ 導出法がここで調整される。光刺激賦活もここで操作される。

⑥ 記録された脳波は次から次へと，この台に受けられていく。

④ 記録ペンが上下に動く。

⑤ 右から左へ流れる紙の上に脳波が記録される。

図3　脳波計と，実際に記録されている光景

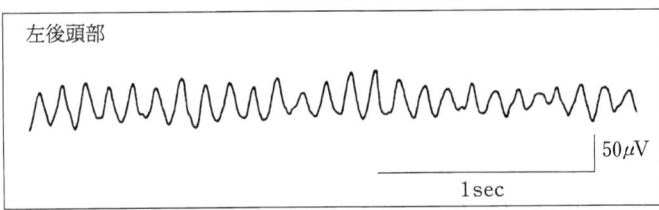

図4　脳波の姿はリズミカルなサイン・ウェーブ

　今，左後頭部に10ヘルツ(Hz)の電位変動が発生したと仮定してみましょう。この電位変動は，いったん，脳波計で大きく増幅されますが，ペンは，後頭部の電位変動と全く同じように，10ヘルツで，上下に振動しているわけです。この時，ペンの真下に記録紙をおいて，この紙を一定の速さで流してみると，ペンの振動は，リズミカルなサイン・ウェーブとなって描かれるのです。

　脳波の記録では，ふつう，1秒間に3cmの速さで紙を流しますので，10ヘルツの電位変動であれば，3cmの長さにサイン・ウェーブが10個描かれるというわけです（図4）。

　ベルガーがみつけた脳波も，これと同じような，10ヘルツぐらいの，リズミカルなサイン・ウェーブだったらしいのです。しかし，一口にサイン・ウェーブと言っても，その形はさまざまです。人の顔が皆違うように，サイン・ウェーブだって，人によって違うのは当然のことなのです。同じ人だって，頭の場所や脳の働き具合によって，その形は変わっていくのです。

脳波の出どころってどこなの？

　脳波を記録するために頭にとりつけられるのは，頭の表面の電極だけですから，脳波の出どころは，脳のなかでも，頭の表面にもっとも近いところと考えても不思議ではありません。
　その通りなのです。この部分は，脳のなかでも，**皮質**(ひしつ)と呼ばれているところで，脳波は，この皮質にあるたくさんの神経細胞の電気活動にほかならないのです。

　脳には，140億もの神経細胞があるって言うのに，脳波に関わっているのは，わずか皮質の神経細胞だけなのですか⁉

　実は，そうではないのです！
　皮質よりずっと下の，脳の深い部分には，**脳幹**(のうかん)と呼ばれる，命を守っていくうえで大切な役目を担っている場所がありますが，たとえばこのあたりが障害されて，電気活動に乱れが生ずると，その乱れが皮質に伝わり，脳波の異常となってあらわれることがあります。言ってみれば，脳波は，脳の深部の情報を映し出す鏡のような一面ももっているわけです（図5）。
　それだけではありません。
　脳幹のなかには，**視床**(ししょう)と呼ばれるところがありますが，この視床と皮質の間には，電流の回路がつくられていて，両方から送り出された電流が，この回路で反響し合うことが，脳波のサイン・ウェーブがリズミカルであるためには必要らしいのです。

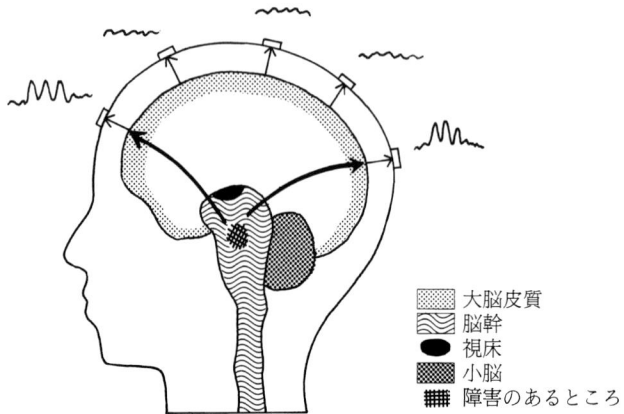

図5 脳波の出どころ
脳の表面にもっとも近い皮質が出どころとなるが，脳幹と呼ばれる脳のもっと深い部分が障害されても，脳波の異常となってあらわれることがある．

　たしかに，脳波は，皮質の電気活動を反映したものではあります。しかし，皮質だけではなく，脳のもっと深い部分の電気活動も，いろいろな形で，脳波に関わっていることがわかります。

脳波の役目って何なの？

　私たちは，朝目覚めた後，忙しく動き回り，夜のとばりが下りると安らぎのひと時を迎え，眠りにつくという日々の営みを繰り返しています。

第1章 脳波って何だろう？ 19

　昼間，仕事で何かに夢中になっていたり，考えごとをしている時，そして夜，眼を閉じてくつろいでいる時など，その折々で，脳波は絶えず変わっています。一日が終わって，眠りに入ったあとでも，眠りの深さに応じて，脳波はその姿を変えていくのです。

　このことだけでも，脳波はひと時も休むことなく，その姿を変えながら，私たちの日々の営みに深く関わっていることがわかります。

　こうした，健康な日々の営みだけではなく，いろいろな病気にも，脳波は深く関わっています。

　その代表的なものとして，**てんかん**という病気があげられます。

　これは，突然，意識を失ったり，手足をけいれんさせる病気です。一口にてんかんと言っても，意識の失い方やけいれんのしかたによって，いろいろなタイプがあり，治療のしかたも違ってきます。てんかんでは，それぞれのタイプで決まった波があらわれますので，「てんかんであるかどうか」を決めるだけではなく，「どんなタイプのてんかんであるか」を決めるのに，脳波の結果は大きな助けとなるのです。

　また，いろいろな病気がもとで，脳の働き具合が弱まってくると，**意識障害**という状態に陥ってしまいます。意識障害がどの程度重いものかを知ることは，原因となる病気の進み具合や，これから病気がどんな風に変わっていくのかを占うのに，とても大切なことです。脳波は，「意識障害があるのかないのか」を知るだけではなく，「それがどの程度重いものか」を知るのにと

ても役立ち，治療の参考になるのです。

　意識障害がだんだんと重くなり，生きるか死ぬかの瀬戸際に立たされると，やがて，脳が全く働かなくなってしまう，いわゆる**脳死**という状態を迎えます。

　この状態を人間の死とするか，心臓が動かなくなった状態を人間の死とするか，今盛んに論議されていることはご存知のことと思われますが，それはさておき，脳死であるかどうかを決めるためには，脳波検査は決して欠かすことができません。

　そのほか，脳腫瘍（のうしゅよう），脳血管障害，脳炎，頭部外傷，認知症（にんちしょう）（痴呆（ちほう）），肝脳疾患，ナルコレプシーといったいろいろな病気で，脳波の結果は，診断や障害の程度を知るのに，大きな助けとなっています。

脳波を検査されても体に害はないの？

　頭にたくさんの電極がとりつけられて，脳波計のスイッチが入れられると，頭にビリビリと電流を感じたり，はては感電死する恐れもあるのでは，とあなたは心配されるかもしれません。そんなことは絶対にないので，ご心配はいりません。

　脳波検査ほど安全な検査法もほかになく，しかも苦痛を与えることがないので，脳の働き具合を知りたい時には，真っ先に行われる検査法となったのです。

　そんなわけで，今，脳波検査は広く普及し，生まれたばかりの赤ちゃんから，生きるか死ぬかの瀬戸際に立たされたような患者さんにまで，幅広く行われています。

第2章
脳波はどうやって見るのだろう？
──旅の身仕度・パート2──

あなたの言葉でまとめてみよう
──脳波の用語はお化粧役

　前章で，脳波っておおよそどんなものか理解していただけたと思います。もうひとつの身仕度は，「脳波はどうやって見るのか」を学ぶことです。旅の思い出が苦々しいものにならないためにも，この身仕度はとても大切ですから，しっかり学びましょう。

　今，あなたの前に，記録を終えたばかりの脳波が置かれているとしましょう。ふつう，30分間は記録されており，10秒間が1頁ですから，この脳波は，180頁はある，分厚い本のようになっているはずです。縦にも横にも長く，巨大な本と言ってもいいでしょう。脳波を見ることを，**「脳波判読」**と言いますが，一頁一頁をゆっくりめくりながら，全体を隈なく見ることが必要です。

　このなかから一部分をとり出して，身仕度をはじめることにしましょう。

　ここに図6のような，一枚の脳波があります。

Fp₁ ～～～

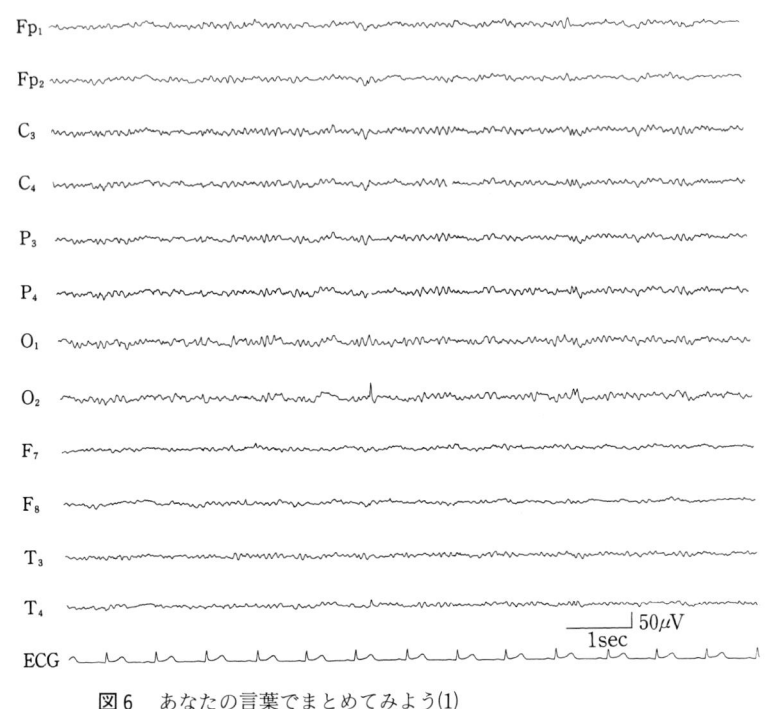

Fp₂ ～～～

C₃ ～～～

C₄ ～～～

P₃ ～～～

P₄ ～～～

O₁ ～～～

O₂ ～～～

F₇ ～～～

F₈ ～～～

T₃ ～～～

T₄ ～～～

$50\mu V$
$1sec$

ECG ～～～

図6 あなたの言葉でまとめてみよう(1)
先の尖った，上向きにふれる不協和音が，突然あらわれ，突然消えている．この不協和音があらわれる場所はO_2のようである．

上から順に，12本の波の連なりがあり，それぞれの列の左端に F_{P1}，F_{P2}，C_3，C_4，P_3，P_4，O_1，O_2，F_7，F_8，T_3，T_4の記号が記されていますね。これは，「それぞれの列の脳波が，頭のどの場所を示すのか」をあらわしたものです。

図1ですでに学んだはずですが，もう一度おさらいしてみましょう。すなわち，F_{P1}は左前頭極部，F_{P2}は右前頭極部，C_3は

第2章　脳波はどうやって見るのだろう？　23

左中心部, C_4は右中心部, P_3は左頭頂部, P_4は右頭頂部, O_1は左後頭部, O_2は右後頭部, F_7は左側頭前部, F_8は右側頭前部, T_3は左側頭中部, T_4は右側頭中部をそれぞれあらわしています。

どれも耳を基準電極としており,基準導出法による記録であることがわかります。この場合,左耳はA_1,右耳はA_2とあらわしますから,たとえば,F_{P1}なら,厳密には,F_{P1}-A_1というあらわし方をしなければいけないのですが,耳の電位は零なので,A_1を省いてこのようにあらわすことも多いのです。

ほかの電極についても,同じことです。

図の右下には,直角に交わる横と縦の線があります。「横の線については,これだけの長さが1秒,縦の線については,これだけの高さが50μVをあらわしますよ」という記号なのです。

これらの記号は,後にたくさん出てくる脳波にも,必ず記されていますからしっかりと覚えておきましょう。

(脳波の下にECGと記されていますが,これはelectrocardiogramのことで,心電図をあらわしています)。

さて,脳波に眼を転じてみましょう。

全体をパッと見て,サイン・ウェーブの美しいハーモニーを乱す波,いわば不協和音とも言える波を,まずさがしましょう。

随分先の尖った,サイン・ウェーブとは全く形の違う波が,真っ先に眼に入りませんか。どうも,これが不協和音のようです。この列を左に辿るとO_2と書かれていますね。このような不協和音は,ひとつだけで,ほかの列には見られません。

今度は,不協和音を除いて,すべての列のサイン・ウェーブの連なりを,横と縦にサーッと見てみましょう。サイン・ウェ

ーブは,どこに目立つというわけではなく,どの列にも見られるようですが,それほどリズミカルには連なっていません。

それぞれの左と右で,大きな違いはありませんね。

いくつかのサイン・ウェーブを選んで,それぞれの横と縦を見ると,どんな姿をしているかわかってきます。

これをまとめると,次のようになります。

「サイン・ウェーブは,どの列にも見られるが,それほどリズミカルな連なり方ではない。サイン・ウェーブの姿は,それぞれの横と縦を見れば,おおよそ見当がつく。

先の尖った,上向きにふれる不協和音が,突然あらわれ,突然消えている。この不協和音があらわれる場所は,O_2のようだ」

もう1枚見てみましょう。図7の脳波を見て下さい。

全体をパッと見た時,同じようなサイン・ウェーブが全体をおおっていて,不協和音はなさそうです。

すべての列を横と縦に見ても,サイン・ウェーブの連なり方はどの列でも同じようです。

いくつかサイン・ウェーブを選んで,それぞれの横と縦を見てみましょう。図6のサイン・ウェーブに比べ,随分太った姿をしており,ゆっくりしたリズムであることがわかります。

脳波の見方は,おおよそ,こんなものです。全体像のつくり方をもう一度まとめてみましょう。

(1)まず,あなたが,全体をパッと見た時のファースト・インプレッションで,不協和音をさがして下さい。

不協和音がさがし出せたら,その形と場所,ひとつだけあらわれるのか,いくつか連なってあらわれるのかを決めて下さい。

Fp₁ 〜〜〜〜〜〜〜〜〜〜〜〜〜〜

Fp₂ 〜〜〜〜〜〜〜〜〜〜〜〜〜〜

C₃ 〜〜〜〜〜〜〜〜〜〜〜〜〜〜

C₄ 〜〜〜〜〜〜〜〜〜〜〜〜〜〜

P₃ 〜〜〜〜〜〜〜〜〜〜〜〜〜〜

P₄ 〜〜〜〜〜〜〜〜〜〜〜〜〜〜

O₁ 〜〜〜〜〜〜〜〜〜〜〜〜〜〜

O₂ 〜〜〜〜〜〜〜〜〜〜〜〜〜〜

F₇ 〜〜〜〜〜〜〜〜〜〜〜〜〜〜

F₈ 〜〜〜〜〜〜〜〜〜〜〜〜〜〜

T₃ 〜〜〜〜〜〜〜〜〜〜〜〜〜〜

T₄ 〜〜〜〜〜〜〜〜〜〜〜〜〜〜

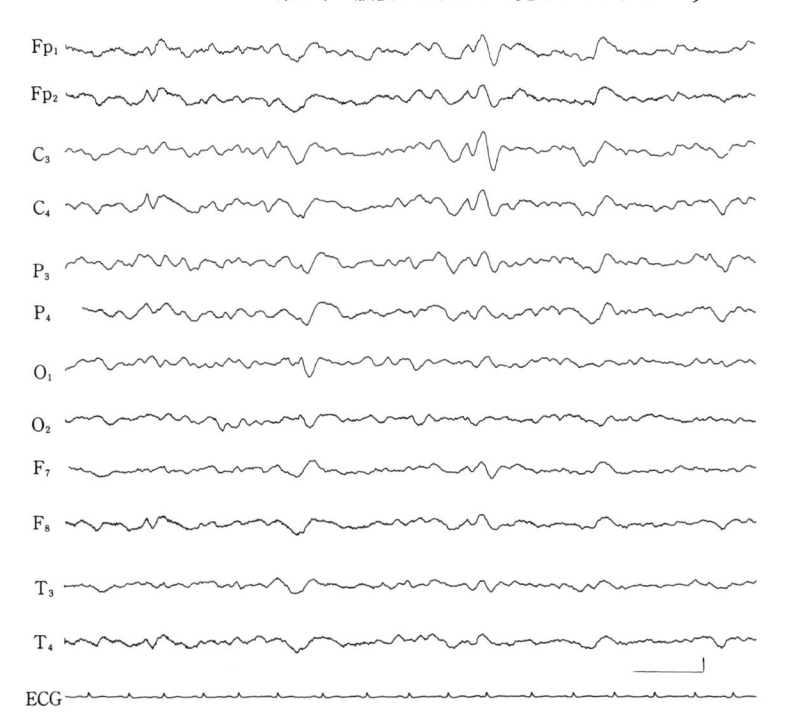

ECG 〜〜〜〜〜〜〜〜〜〜〜〜〜〜

図7　あなたの言葉でまとめてみよう(2)
随分太った姿をしたサイン・ウェーブが全体をおおっていて，不協和音はなさそうである．

(2)今度は，不協和音を除いてやり，あとに残った，すべての列のサイン・ウェーブの連なり方を横と縦に，サーッと見てみましょう。サイン・ウェーブは，どこに目立つか，連なり方はリズミカルか，それぞれの左と右で違いはないかがわかるはずです。

(3)サイン・ウェーブのなかから，いくつか代表者を選んで，

それぞれの横と縦を見て下さい。「連なり」は，どんなサイン・ウェーブによって形づくられているかがわかります。

(4)全体像が浮かび上がってきましたね。後は，これに，決められた用語でお化粧してやり，脳波らしい格好に仕上げてやればよいのです。

これからたくさん出てくる用語は，脳波らしい格好に仕上げるための，お化粧の施し方に過ぎないのです。

それでは，これから，お化粧を施すための，いろいろな用語を学んでいきましょう。それぞれの用語が，より理解しやすくなるよう，「脳波の全体像のつくり方」とは逆の順序でお話していきますので，ご了解いただきたいと思います。

1．サイン・ウェーブの姿を知ろう
―― ひとつのサイン・ウェーブを横と縦に見よう

ひとつのサイン・ウェーブを横に見れば，幅が知られ，縦に見れば高さが知られます。脳波では，この幅を **周波数**，高さを **振幅** と呼び，サイン・ウェーブの姿を知るうえで大切な要素となるのです。

1．周波数

図8のように，あるサイン・ウェーブの谷と谷を結び，それをサイン・ウェーブの進行する基線へ投影した長さ（t）を，**周期** period または **持続** duration と呼びます。これで1秒を割ったものが **周波数** frequency と呼ばれるもので，**ヘルツ**（Hz）または

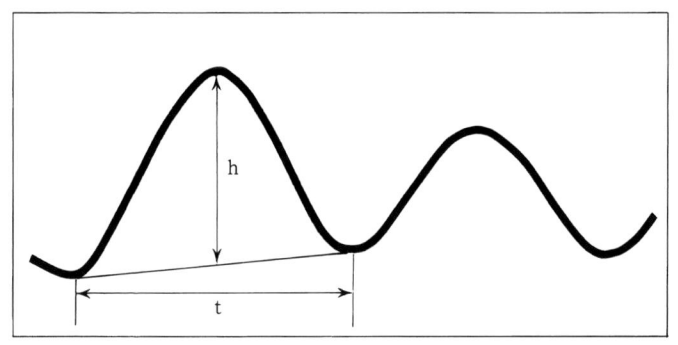

図8 ひとつのサイン・ウェーブを横と縦にみよう——周期と振幅の計り方

ひとつのサイン・ウェーブの谷と谷を結び，それをサイン・ウェーブの進行する基線へ投影した長さ (t) が周期，サイン・ウェーブの頂上から基線に向かって垂線をおろし，谷と谷を結ぶ線にぶつかるまでの長さ (h) が振幅である．

サイクル (c/sec) という単位であらわされます。言い換えれば，これは，繰り返す波が1秒間にあらわれる波の数ということになります。脳波は，原則として，1秒間に3cmの幅で描かれますので，実際には，あるサイン・ウェーブの横幅が，3cmのなかにいくつ入る割合になっているかを計って，周波数が知られます。これは，ふつうの物差しでも計れますが，脳波計メーカーによって図9のような**脳波測定用定規（スケール）**がつくられていますので，脳波の上にこれを当てて，周波数を簡単に知ることができるのです。

この周波数によって，脳波のサイン・ウェーブは**デルタ波**(δ wave)，**シータ波**(θ wave)，**アルファ波**(α wave)，**ベータ波**(β wave) の4つに分けられます。このうち，正常成人に多いアル

ファ波が，脳波の最も基本的なリズムで，それより周波数のおそい波を**徐波**slow wave, より速い波を**速波** fast wave と呼びます。

図10に，それぞれのサイン・ウェーブを示しますので，おおよそのイメージをつかんでいただきたいと思います。

α波が，眼を閉じてくつろいでいる時にあらわれるのに対し，速波（β波）は，眼を開けて何かに集中していたり，考えごとをしている時などにあらわれやすいのです。

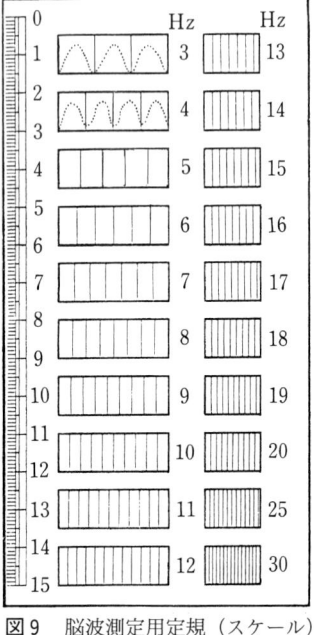

図9　脳波測定用定規（スケール）

徐波は，脳の働き具合が弱まった時にあらわれ，健康な時には，眠りにつくとあらわれます。また，いろいろな病気が原因となって起こる意識障害の時にもあらわれ，こうした場合には，意識障害の程度が重くなるにつれて，θ波からδ波へとサイン・ウエーブの姿が変わっていくのがふつうです。

2．振　幅

図8をもう一度見て下さい。

この図のh，すなわち，あるサイン・ウェーブの頂上から基線

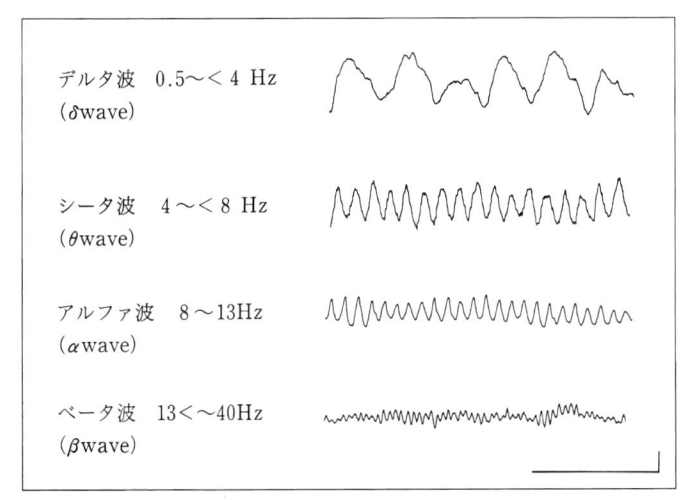

第2章 脳波はどうやって見るのだろう？

```
デルタ波   0.5〜<4 Hz
（δwave）

シータ波   4〜<8 Hz
（θwave）

アルファ波  8〜13Hz
（αwave）

ベータ波   13<〜40Hz
（βwave）
```

図10 サイン・ウェーブの姿を知ろう——周波数による分類

に向かって垂線をおろし，谷と谷を結ぶ線にぶつかるまでの長さを**振幅** amplitude と呼びます。振幅は，ふつう**マイクロボルト**(μV)であらわされます。脳波は，$50\,\mu V$ を 5 mm に描くことになっていますので，振幅が何mmあるかを計り，それを 10 倍すればマイクロボルトに換算できることになるわけです。

　正常成人の脳波の振幅は，ふつう $20〜70\,\mu V$ くらいで，これくらいが**中等電位** moderate voltage と呼ばれ，$20\,\mu V$ 以下が**低電位** low voltage，$100\,\mu V$ 以上が**高電位** high voltage と呼ばれます。

　実際の記録では，脳波の振幅はかなり変わりますので，ある脳波記録の振幅をあらわすには，いくつかのサイン・ウェーブの振幅を計っておおよその平均値を示せばよいのです。その場

合，50〜100 μV の間は 50，75，100 μV といった程度であらわし，50 μV 以下は 10 μV 単位で，100 μV 以上は 50 μV 単位で区切ってあらわすのがふつうです。

2．サイン・ウェーブの連なり方を横と縦に見よう

1．リズミカルであるかどうか

図 11-a のように，同じような α 波が途切れることなく並んでいるとき，「α 波が規則的に，安定して regular, steady 出現する」

a. α 波が規則的に安定して出現している

b. α 波が不規則，不安定に出現している

c. δ 波が持続性に出現している

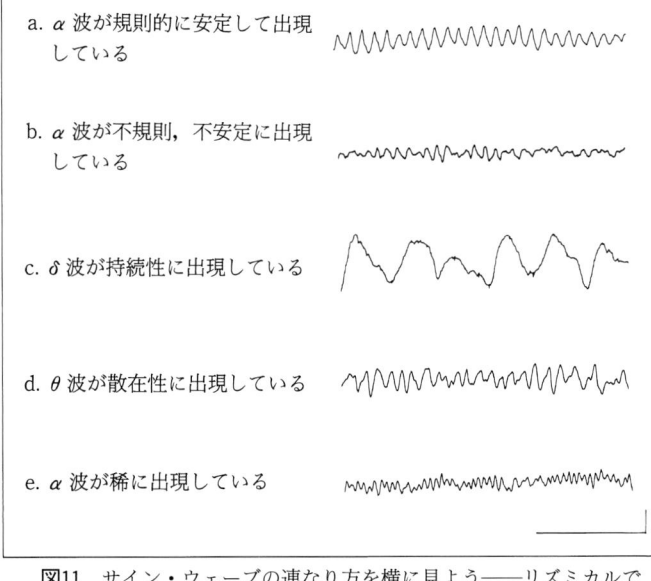

d. θ 波が散在性に出現している

e. α 波が稀に出現している

図11　サイン・ウェーブの連なり方を横に見よう――リズミカルであるかどうか

あるいは「α波が連続よく出現する」と言い，図11-bのようにα波の並びが悪く，量が少ないとき，「α波が不規則，不安定にirregular, unsteady 出現する」と言います。

これに対し，図11-cのように，同じようなδ波が途切れることなく並んでいるとき，「**δ波が持続性に出現する**」と言い，ふつう，「δ波が規則的に，安定して出現する」とは言いません。θ波やβ波についても同じです。

また，図11-dのように，θ波が，点在するようにあらわれるとき，「**θ波が散在性に sporadic 出現する**」と言ったりします。δ波についても同じような言い方をします。

このほか，図11-eのように，α波の量がごく少ない時は，「**α波が稀に poor or rare 出現する**」と言い，この言い方は，θ波やδ波にも使われます。

2．どの場所に目立つのか

図12のように，たとえば，α波の連なりが，左右の後頭部に目立つ時，「**α波の連なり（α律動）が，両側後頭部優位に prominent 出現する**」と言います。目立つ場所が2つか3つの場合にも，それらの場所をそのままあらわしてやればよいのです。たとえば，左右の中心部，頭頂部，後頭部に目立てば，「両側中心部，頭頂部，後頭部優位に出現する」といった具合です。

これに対し，どこに目立つというわけではなく全体に見られれば，「**広汎性に diffuse 出現する**」と言います。

このような言い方は，θ波やδ波，β波に使ってもかまいません。

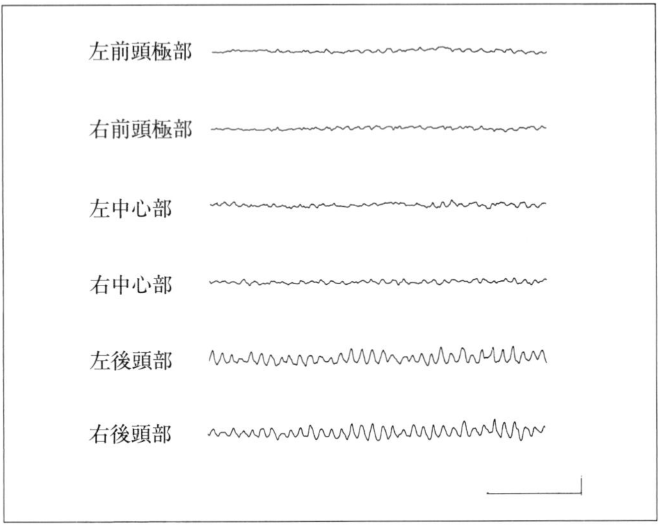

```
左前頭極部  ～～～～～～～～～～

右前頭極部  ～～～～～～～～～～

左中心部   ～～～～～～～～～～

右中心部   ～～～～～～～～～～

左後頭部   ∿∿∿∿∿∿∿∿∿∿

右後頭部   ∿∿∿∿∿∿∿∿∿∿
```

図12　サイン・ウェーブの連なり方を縦に見よう——どの場所に目立つのか
α波が両側後頭部優位に連続よく出現している．

3．左と右で違いがないか

　図13-a を見ると，左後頭部と右後頭部の α 波は，連なり方が，ほぼ**対称的**であることがわかります．次に，図13-b を見ると，左後頭部では，α 波が連続よく出現しているのに，右の後頭部では，明らかな α 波の出現はほとんど見られないことがわかります．

　このように，左右のサイン・ウェーブを上から下へと縦に見ると，連なり方に**左右差** asymmetry がないかどうかがわかります．

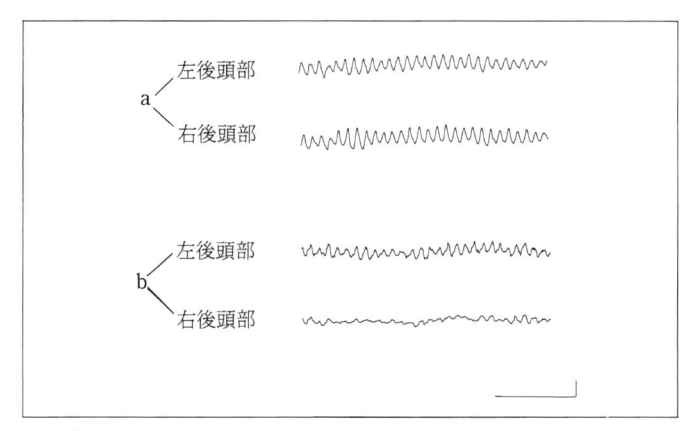

図13 サイン・ウェーブの連なり方を縦に見よう——左と右で違いがないか
ⓐでは、α波の連なりは、左後頭部と右後頭部で対称的であるが、ⓑでは、α波が、左後頭部では連続よく出現しているのに、右後頭部ではほとんど出現していない。

3．いろいろな不協和音を知ろう

　私が不協和音という言葉を使うのは、サイン・ウェーブの美しいハーモニーを乱すという意味からなのです。

　ふつうの脳波は、α波、θ波、δ波、β波、そのいずれをとってもサイン・ウェーブの形を示しますが、このような不協和音は、どれもサイン・ウェーブからはほど遠い形をとります。図14を見ながら、いろいろな不協和音を学んでいくことにしましょう。

　まず、不協和音の代表的なものとして、**棘波**（きょくは） spike があげられ

ます。

これは，幅がごく小さく，先の尖った形をした波です。

棘波は，ふつう，神経細胞が際立って興奮した時にあらわれます。基準導出法では上向きにふれることが多く，これを「陰性の棘波」と表現します。しかし，下向き（陽性）にふれることはあまりないので，いつも「陰性の」という必要はありません。

棘波に近い形を示しますが，先端の尖りがやや鈍い波は，**鋭波** sharp wave と呼ばれます。棘波と鋭波は，実際の脳波を見る際には，それほど厳密に区別しなくてもよいのです。

> !!! ここは難しい

棘波ひとつに徐波ひとつが組み合わさってあらわれるとき，これは**棘・徐波複合** spike-and-slow-wave complex と呼ばれ，鋭波ひとつと徐波ひとつの組み合わせは**鋭・徐波複合** sharp-and-slow-wave complex と呼ばれます。また，棘波が2個以上つづいてあらわれるとき，これは**多棘複合** polyspike complex と呼ばれ，ひとつの徐波の前に棘波が複数存在するとき，これは**多棘・徐波複合** polyspike-and-slow-wave complex と呼ばれます。

これらの不協和音は，いずれもてんかんと深い関わりがあるのですが，このほか，肝脳疾患という病気では，**三相波** triphasic wave と呼ばれる不協和音が見られることもあります。

こうした不協和音は，突然あらわれ，突然消えるので，**突発波** paroxysm あるいは**突発放電（突発発射）** paroxysmal discharge と呼ばれます。

突発波が見られたら，その形，あらわれる場所（すべての場所にあらわれれば**広汎性** diffuse，ある場所に限ってあらわれれ

ば**局在性** localized),ひとつだけあらわれるのか(**単発**),いくつか群れをなしてあらわれるのか(**群発**,**バースト** burst)を知らなければいけません。

突発波は,異常脳波の基本となる波であり,図14をよく見て,それぞれのイメージをしっかりとつかんでいただきたく思います。図10に示した4つのサイン・ウェーブとは随分違った

棘波 spike	
鋭波 sharp wave	
棘・徐波複合 spike-and-slow-wave complex	
鋭・徐波複合 sharp-and-slow-wave complex	
多棘複合 polyspike complex	
多棘・徐波複合 polyspike-and-slow-wave complex	
三相波 triphasic wave	

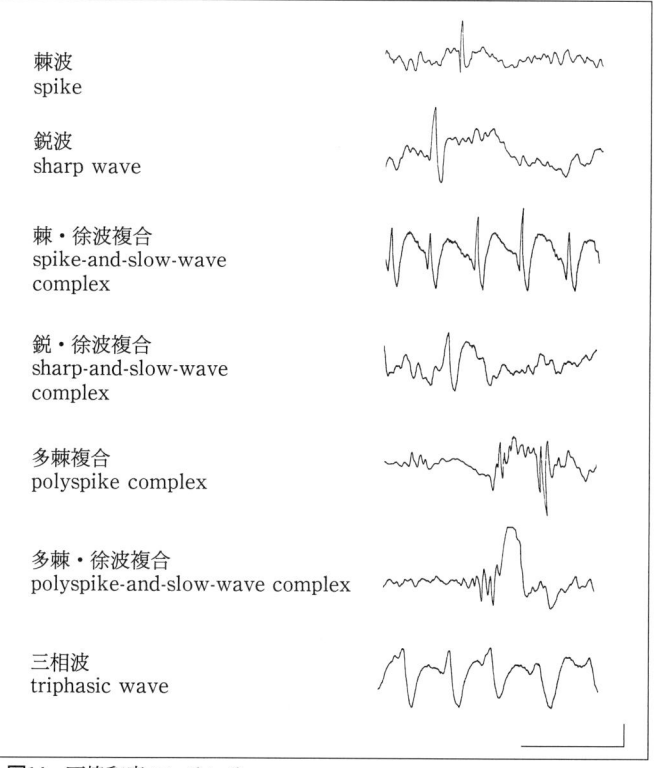

図14 不協和音のいろいろ

形をしているのがわかるでしょう。

さて、全体の脳波から突発波を除いてやると、あとには、サイン・ウェーブの連なりが残されます。こうしたサイン・ウェーブの連なりは、突発波の背景をなす波の連なりという意味で、**背景活動** background activity と呼ばれたり、基礎をなす波の連なりという意味で**基礎活動** basic activity と呼ばれたりします。突発波と背景活動という考え方は、もっとも大切な考え方のひとつであり、脳波の見方は、「突発波と背景活動にふるい分ける」という作業に集約されると言ってもよいのです。

脳波を見るコツ
——それは突発波と背景活動のふるい分け

この章の終わりにあたって、図6と図7の全体像を、脳波の用語でお化粧してみましょう。

まず、図6については、

「背景活動としては、低電位ないし中等電位の 9〜11 Hz α 律動が、ほぼ広汎性に出現しているが、不規則、不安定である。

突発波としては、(陰性の)棘波(きょくは)が、右後頭部に、局在性に出現している」

次に、図7については、

「背景活動としては、中等電位の 2〜3 Hz δ 波が、広汎性、持続性に出現し、4〜5 Hz θ 波も混在する。

突発波は、出現していない」

とあらわされるわけです。

第2章 脳波はどうやって見るのだろう？

一度に、いろいろな用語が出てきて、さぞ疲れたことでしょう。

少し休みましょう。コーヒーでも飲みながら、聞いて下さい。

これまで、脳波独特の奇妙な用語に押しつぶされて、途中で旅を投げ出した方がどれだけいたことでしょうか。

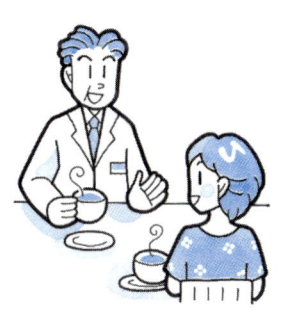

こうした方々は、「用語を知らないと脳波は見ることができない」と思い込んでしまっていたようです。

私があなたに知っていただきたいのは、「脳波の見方は、何も難しいことではなく、用語を知らなくても見られるということです。大切なのは、あなた自身のファースト・インプレッションに基づいて、あなた自身の言葉で全体像をつくり上げることなのです！ 脳波独特の言いまわしはお化粧にすぎません！」

ただ、ここで、ひとつだけ注意しましょう。

あなたの言葉でつくり上げた全体像は、それなりの客観性ももたないといけませんから、最初のうちは、経験豊かな方にチェックを受けることも大切だということをどうか忘れないで下さい。

最後に、もう一度、「脳波はどうやって見るのか」まとめてみましょう。

(1) 突発波について

全体をパッと見て、突発波がないかどうかさがす。突発波があれば、それはどんな形をしているか、広汎性か局在性か、単発性か群発するのかを知る。

(2) 背景活動について

　①背景活動の波の連なり方を横と縦に見て、波の連なり方はどこに目立つか、リズミカルかどうか、左右差はない

　　　　かどうかを知る。
　　②背景活動を形づくっている，主役となる波をいくつか選
　　　び，それぞれの横と縦を見て，波の種類を知る。

これで旅の身仕度は終わりました。
いよいよ出発です。

「たったこれだけの身仕度で，脳波を理解できるのですか？
無事に旅が終わるか何だかとても不安なのですけど……」

　大丈夫です。今は，英語やフランス語を話せなくても気軽に
異国を旅する時代なのです。
　これだけの身仕度で十分です。
　コーヒーを飲み終えたところで，それでは旅立ちましょうか。

　ボン・ボヤージュ！

第3章
正常脳波ってどんな姿をしているの？

1．正常脳波のモデル像

　脳波とは，もともと，大変変動しやすいものなのです。
　ちょっと眼を開けたり，閉じたりするだけでもう変わっていますし，睡眠や年齢によっても，七色の虹のようにその姿を変えていきます。
　そこで，正常脳波の姿を知ってもらうためには，正常脳波のモデルとなるひとつの基準をつくり，そのモデル像が，睡眠や年齢といったいろいろな条件でどのように変わっていくかという筋書きで話していくのがわかりやすいでしょう。
　ふつう，正常脳波のモデル像は，心身ともに健康な成人（正常成人），起きている（覚醒），くつろいでいる（安静），眼を閉じている（閉眼）という4つの条件のもとで記録されたものを指します。言い換えれば，「**正常成人の安静覚醒閉眼時脳波**」が，正常脳波のモデル像ということになるのです。
　図15が，そのモデル像です。
　α波がリズミカルに連なり，何と美しい姿でしょう！
　その姿をよく見ると，次のような3つのポイントがあるよう

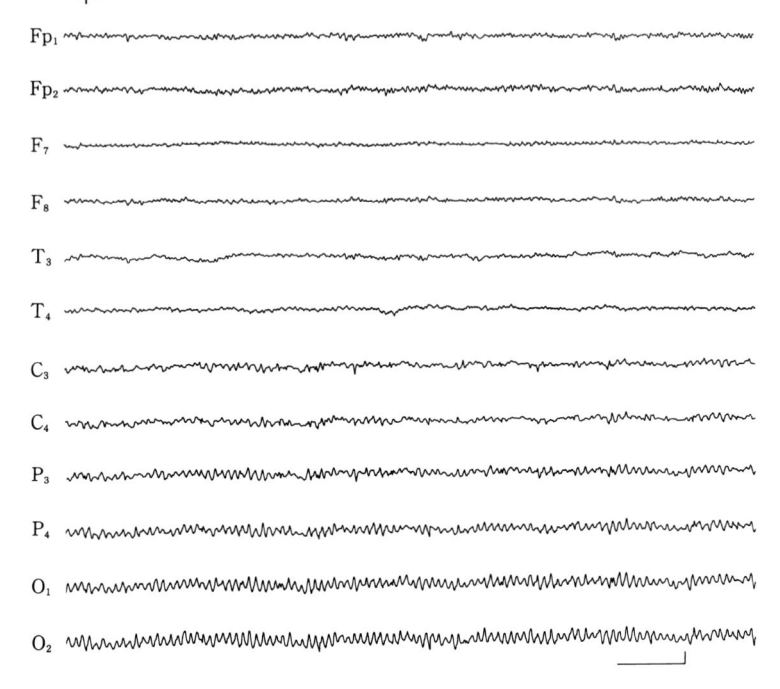

図15　正常脳波のモデル像
後頭部（O_1, O_2）優位に，中等電位で10Hzを主としたα波が，両側対称性に，連続よく出現している．

に思われます。

①中等電位で，10Hz前後のα波が，連続よく出現している。

②後頭部優位である。

③左右は，ほぼ対称である。

「おや!?」

第3章　正常脳波ってどんな姿をしているの？　41

　β波やθ波，δ波の名前が出てこないけど，どんな格好で息をひそめているのだろう？

　「速波」と呼ばれるβ波は，低電位のものが多く，主に前頭・中心部に見られます。「徐波」と呼ばれるθ波，δ波はどうでしょう？　中等電位や高電位の，明らかなθ波，δ波は出現してはならないことになっており，低電位のθ波が，ごくわずか見られるにすぎません。

　また，棘波，鋭波のような突発波が見られないことはもちろんです。

　このほか，「正常脳波」であるためには，ある条件を与えた時，それに対する反応が正常であることも必要なのです。このような条件としては，「開眼」がもっともよく使われます。すなわち，眼を開けると，α波の連なりが消えたり，著しく弱まって（**アルファ減衰**，alpha attenuation），低電位の不規則な速波が出現するようになります（図16）。

　これと同じような変化は，注意を集中させたり，暗算をさせたりした際にも見られます。

　これで，正常脳波のモデル像がどんな姿をしているか浮き彫りになったと思いますが，そのポイントをもう一度まとめてみましょう。

　①α波とβ波によって形づくられ，ふたつとも飛び抜けて高電位を示さない。徐波は，低電位のθ波がごくわずか見られる程度で，中等電位や高電位の明らかなθ波，δ波は出現しない。

　②α波は後頭部優位，β波は前頭・中心部優位を示す。

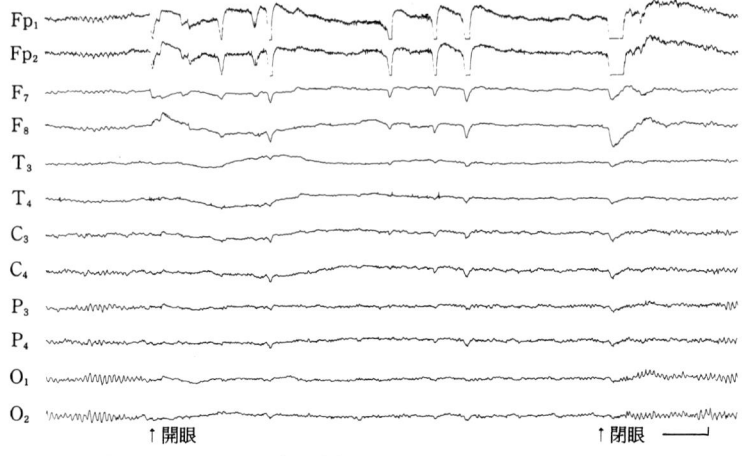

Fp₁
Fp₂
F₇
F₈
T₃
T₄
C₃
C₄
P₃
P₄
O₁
O₂

↑開眼　　　　　　　　　　　　　　↑閉眼

図16　開眼によるα波の減衰

開眼により，α波の連なりが著しく弱まり，低電位で不規則な速波が出現するようになる．閉眼により，再びα波がよく出現している．

③左右はほぼ対称である。

④開眼や注意の集中，暗算などでアルファ減衰が見られる。

⑤棘波，鋭波などの突発波は出現しない。

さて，このような「正常脳波」では，主役となるのはα波で，β波は目立たない脇役にすぎないことがよくわかります。

しかし，正常脳波のなかにも，β波の態度が大きかったり，なかには，β波が主役の座に居座ってしまうような変わり種がいるのです。

正常脳波のモデル像が，「規則的で，安定したα優勢のパターン」とも言える姿をしているのに対し，このような変わり種の容姿は，「不規則，不安定なα優勢のパターン」(図17),「α波

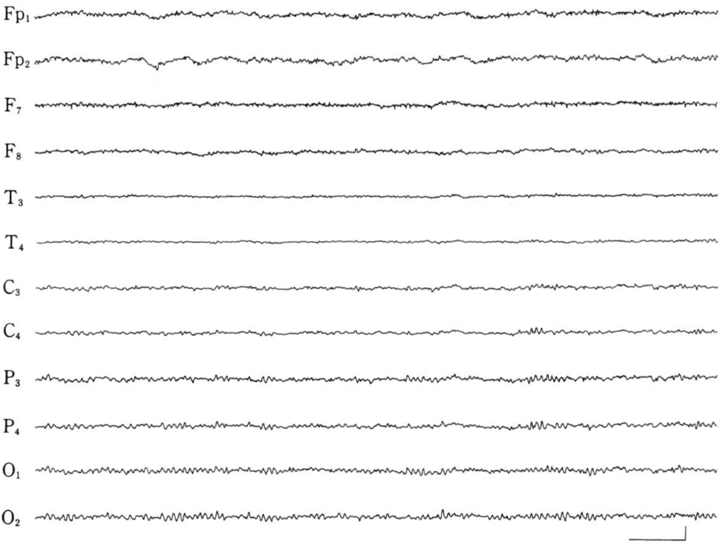

Fp₁ 〜〜〜

図17 正常脳波の変わり種(1)
後頭部（O₁, O₂）優位に，中等電位で10〜12Hzのα波の連なりが見られるが，不規則，不安定である．

が稀にしか見られず，不規則速波の優勢なパターン」(図18)と言えるものなのです．

正常脳波のなかの，こうした変わり種がどのような意味をもつのかまだよくわかっていませんが，男女差や性格と関係があるのでは，との意見もあります．

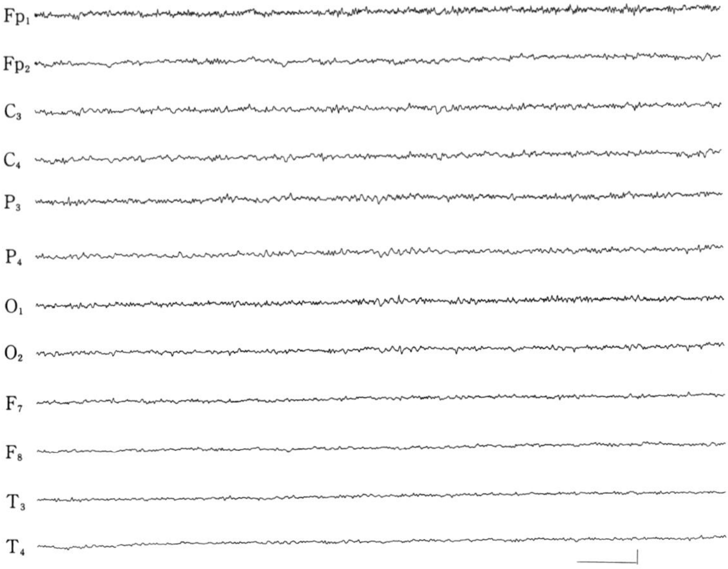

Fp₁ ～～～～
Fp₂ ～～～～
C₃ ～～～～
C₄ ～～～～
P₃ ～～～～
P₄ ～～～～
O₁ ～～～～
O₂ ～～～～
F₇ ～～～～
F₈ ～～～～
T₃ ～～～～
T₄ ～～～～

図18　正常脳波の変わり種(2)
α波は稀にしか見られず，低電位で不規則な速波が優勢に出現している．

2．眠りにつくと，脳波は変わる
——睡眠による脳波の変化

「人生のおよそ3分の1は眠っている！」

私たちの健康な日々の営みに，「眠り」は欠かすことのできないものなのです。

しかし，「眠り」の世界は，長い間，多くの謎に包まれたままでした。

第3章　正常脳波ってどんな姿をしているの？

　知らぬ間に過ぎ去る何時間かのうちに，脳や身体のなかではどんなことが起こっているのでしょう？

　眠りのなかで体験される「夢」は，どんな時にこれを見るのでしょう？

　「眠り」の世界に，はじめて，脳波が足を踏み入れたのは，今からおよそ70年も昔のことです。

　ルーミスという人は，仲間と共に，眠りのいろいろな深さに応じて，脳波に決まった波があらわれることをみつけたのです。

　その後も，多くの学者たちによって，脳波を使った同じような試みがつづけられました。

　こうして，「眠り」の深さが，脳波の面から，いろいろな段階に分けられることが明らかになり，「眠り」の世界は神秘のベールを脱ぎはじめました。

　ところがそのうち，「眠り」のなかに，ぐっすりとよく眠っているように見えるのに，脳波ではまどろんでいる時の波があらわれ，眠りの深さと脳波が一致しない，ちょっと変わった時期のあることがわかったのです。

　「この時期は，一体何なんだろう？」

　「眠り」の世界は，再び厚いベールにおおわれ，謎めいたまま時は流れました。

　やがて画期的な発見が待っていることになります。

　当時，クライトマンという人は，まどろんでいる時に，振子のようなゆっくりとした眼の動きが見られることに関心をもち，仲間のアセリンスキーと共に，このおそい眼の動きが，深く眠

っている時にもあらわれるかどうか調べはじめました。

目標としていたおそい動きは,まどろんでいる時にしかあらわれませんでしたが,これとは別に,速い眼の動き(**急速眼球運動 rapid eye movements, REM**)が見られる時期が,一夜のうちに何回かあらわれることをみつけたのです。これは,彼らにとって,予想もしないことでした。ふたりはにわかに色めき立ち,仲間のデメントも加え,「この,速い眼の動きが見られる眠りの時期は,一体何なのか」精力的に研究をつづけました。

彼らは,この研究で,眼の動きだけではなく,心拍,呼吸といった身体のいろいろな現象を脳波と同時に記録する,**ポリグラフィ polygraphy** と呼ばれる方法をはじめて用いました。この方法によって,やがてこの時期は,目を覚ましにくく,ぐっすりとよく眠っているように見えるのに,脳波はまどろんでいる時の姿によく似ている,夢を見ていることが多いといった性質をもっていることが明らかになったのです。

いわゆる,**レム睡眠期(REM 睡眠期)**の発見です。

「眠り」の世界に脳波がはじめて足を踏み入れてから,およそ 15 年後のことです。

この発見は,「眠り」の謎を解き明かす画期的な出来事であり,ベルガーの脳波の発見にまさるとも劣らない価値をもつものでした。

こうして,神秘のベールに包まれていた「眠り」の世界も,脳波やポリグラフィが用いられることによって,その姿が次第に浮き彫りにされていったのです。

第3章　正常脳波ってどんな姿をしているの？　47

「眠り」の世界の昔話で，かえって眠気をもよおしたのではないでしょうか？

それでは，「眠り」のなかで脳波はどんなに姿を変え，またレム睡眠期はどんな姿をしているのか一緒に学んでみましょう。

それぞれの眠りの深さをあらわす言葉は，日頃親しまれているものを使うことにしますが，国際学会で決められている呼び方も括弧内に示すことにします。

1．まどろみ期・入眠期（睡眠第1段階）

まどろんでくると，覚醒時に見られた α 波の連なりは，リズムを失い，全体が平坦化してきます。やがて，その上に，低電位の θ 波が不規則に出現し，低電位の β 波をまじえて，全体がさざ波立つ水面のように見えてきます（図19）。

この段階がもう少し進んで，うとうとした感じになってくると，左右の中心・頭頂部優位に，鈍く尖った，高電位の徐波が単発性あるいは2〜3個連なってあらわれるようになります。この徐波は，こぶのように見えることから，これまで瘤波 hump（ハンプ）と呼ばれてきましたが，今は，**頭蓋頂鋭一過波 vertex sharp transient** という名前で呼ばれています（図20）。この頭蓋頂鋭一過波があらわれる眠りの深さを，軽睡眠初期と呼ぶ人もいます。

2．軽睡眠期（睡眠第2段階）

うとうとした感じから，軽い寝息をたてるような眠りになると，中心・頭頂部に見られた頭蓋頂鋭一過波につづいて，12〜14

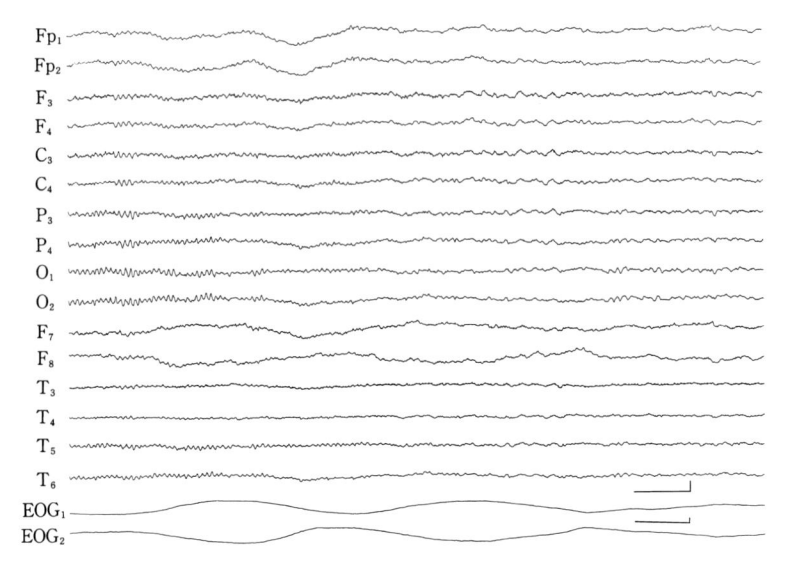

図19 眠りにつくと脳波は変わる——入眠期(1)
まどろんでいる時期．覚醒時に見られたα波の連なりはリズムを失い，全体が平坦化してくる．やがて，その上に，低電位のθ波が不規則に出現し，低電位のβ波をまじえて，全体がさざ波立つ水面のように見えてくる．

Hzの波が，中心部優位に，1〜2秒間連なってあらわれるようになります。この波は，紡錘形をしていることから，**紡錘波 spindle**と呼ばれています。頭蓋頂鋭一過波と紡錘波が組み合わさってあらわれることもありますが，次第に，頭蓋頂鋭一過波は姿を消し，紡錘波のみが安定して見られるようになります（図21, 22）。

この時期には，音などの刺激を与えると，**K複合 K complex**と

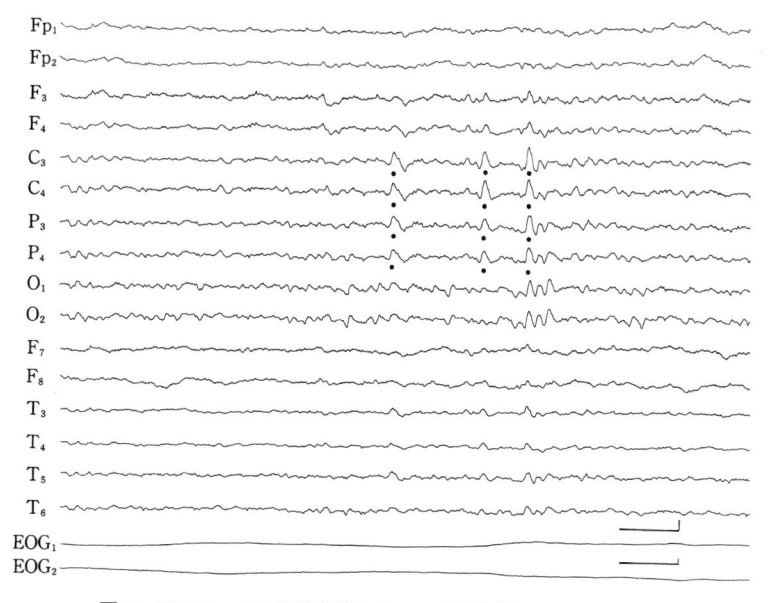

第3章 正常脳波ってどんな姿をしているの？ 49

図20 眠りにつくと脳波は変わる——入眠期(2)
うとうとした感じの眠り．中心（C_3，C_4）・頭頂部（P_3，P_4）優位に頭蓋頂鋭一過波（●）が見られる．

呼ばれる，頭蓋頂鋭一過波と紡錘波が組み合わさったような波があらわれたりします（図23）．

また，入眠期の後半から軽睡眠期にかけて，4～5 Hz くらいの下向きに（陽性に）ふれる波が後頭部にリズミカルにあらわれることがあり，**睡眠時後頭部陽性鋭一過波**positive occipital sharp transient of sleep, POSTS という名前で呼ばれています(図24)。

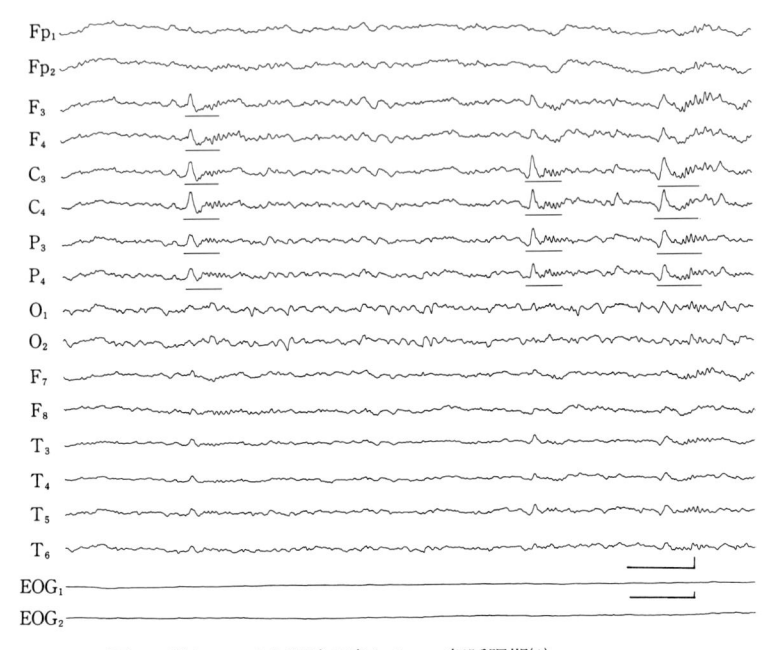

図21 眠りにつくと脳波は変わる──軽睡眠期(1)
うとうとした感じから軽い寝息をたてるような眠り．頭蓋頂鋭一過波と紡錘波が組み合わさってあらわれている（下線部）．

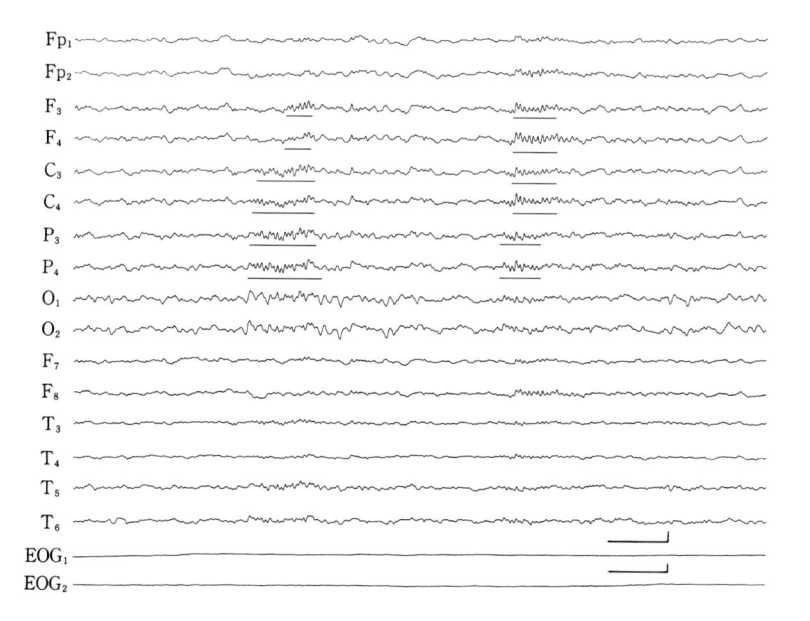

第3章　正常脳波ってどんな姿をしているの？　51

図22　眠りにつくと脳波は変わる――軽睡眠期(2)
軽い寝息をたてるような眠り．頭蓋頂鋭一過波は姿を消し，紡錘波のみが安定して見られる（下線部）．

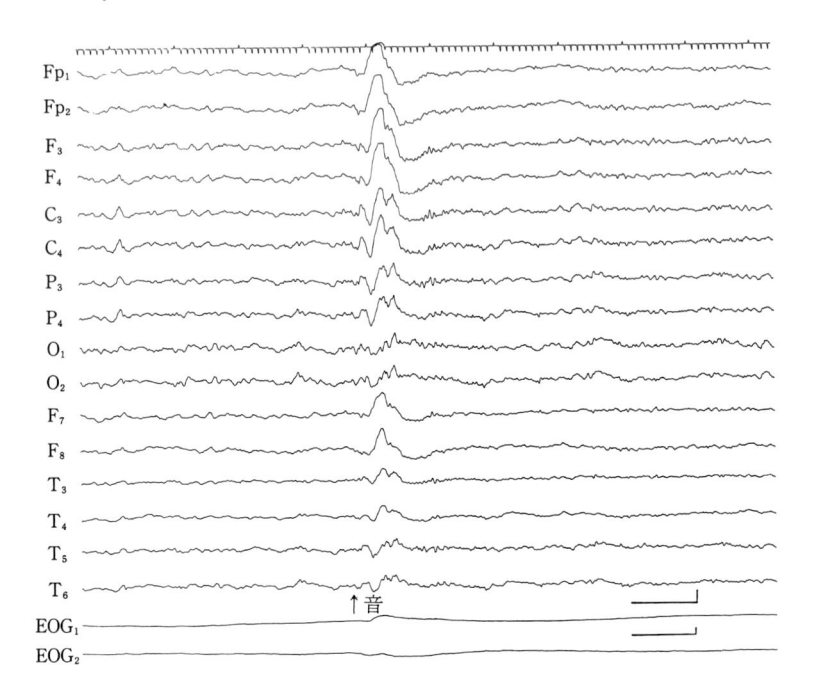

図23 眠りにつくと脳波は変わる──軽睡眠期(3)
軽い寝息をたてるような眠り．音刺激（↑）で，K複合と呼ばれる，頭蓋頂鋭一過波と紡錘波が組み合わさったような波が出現している．

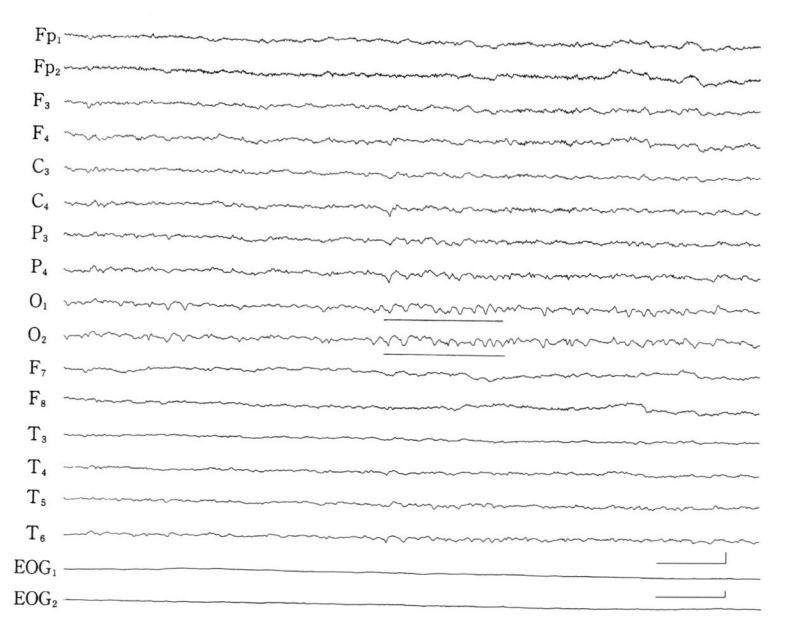

第3章 正常脳波ってどんな姿をしているの？ 53

図24 眠りにつくと脳波は変わる――軽睡眠期(4)
軽い寝息をたてるような眠り．睡眠時後頭部陽性鋭一過波と呼ばれる，4〜5 Hzくらいの下向き（陽性）にふれる波が，後頭部（O_1，O_2）にリズミカルに出現している（下線部）．

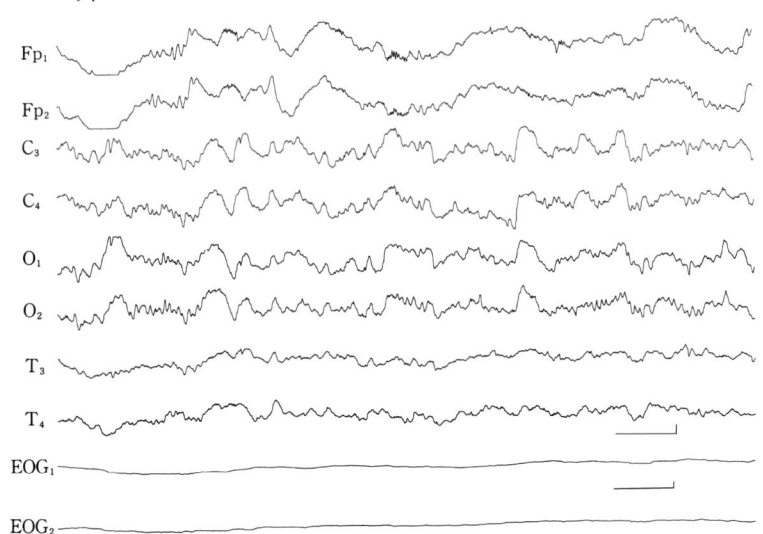

図25 眠りにつくと脳波は変わる——中等度睡眠期
かなり深い眠り．1.5〜3 Hzの高電位徐波が散在している．紡錘波のなごりのような10Hzくらいの波が，大徐波に混ざり合うように出現している．

3．中等度睡眠期（睡眠第3段階）

かなり深い眠りになってくると，大きな丘状の形をした，0.5〜3 Hzの高電位徐波があらわれるようになります。紡錘波は衰え，そのなごりのような10 Hzくらいの波が大徐波に混ざり合うようにあらわれます（図25）。

日中に行う日常の脳波検査では，この段階まで眠りが深くなることはかなり稀です。

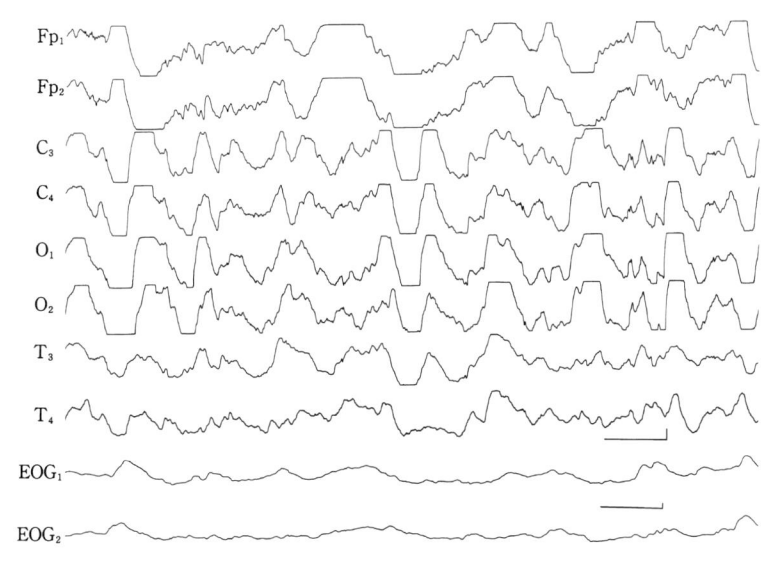

図26 眠りにつくと脳波は変わる──深睡眠期
もっとも深い眠り．1.5 Hzくらいの高電位徐波が連続して見られる．

4．深睡眠期（睡眠第4段階）

もっとも深い眠りです．紡錘波は全く姿を消し，半分以上が2 Hz以下の高電位徐波によって占められるようになります（図26）．

5．逆説睡眠期・レム睡眠期（REM段階）

目を覚ましにくく，安定した深い眠りに見えるのに，脳波は入眠期の姿によく似ていて浅い眠りを思わせる，逆説的とも言える時期です．これが**逆説睡眠期**と呼ばれる時期ですが，急速

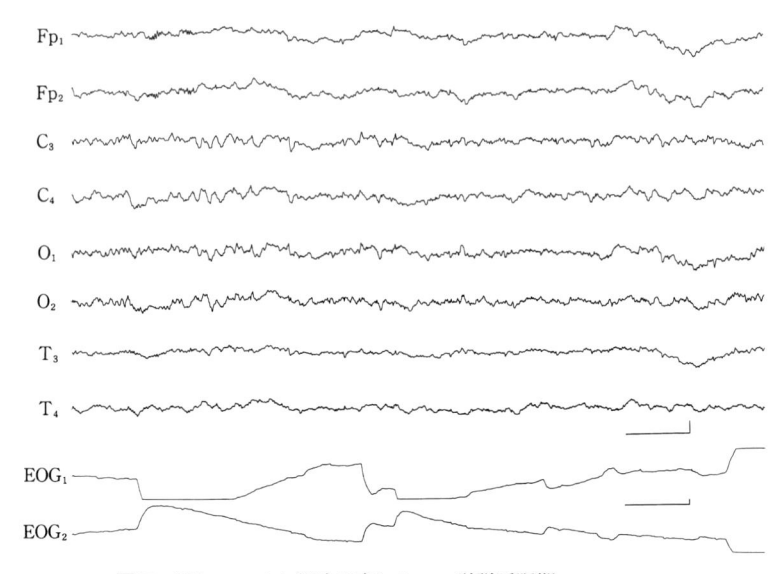

図27 眠りにつくと脳波は変わる――逆説睡眠期
目を覚ましにくく，安定した深い眠りに見えるのに，脳波は入眠期の姿によく似ている，逆説的とも言える眠り．階段状の，速い眼球運動（EOG）が見られる．

眼球運動がさかんに見られることから，**レム（REM）睡眠期**または**レム期**と呼ばれることが多いようです（図27）。

これに対して，ほかの睡眠期をまとめて，**ノンレム（NREM）睡眠期**または**ノンレム期**と呼びます。

レム睡眠期には，このほか抗重力筋などの筋電図が著しく弱まり，心拍・呼吸のリズムの乱れ，陰茎の勃起なども見られます。

夢はこの時期に見ていることが多いのです。

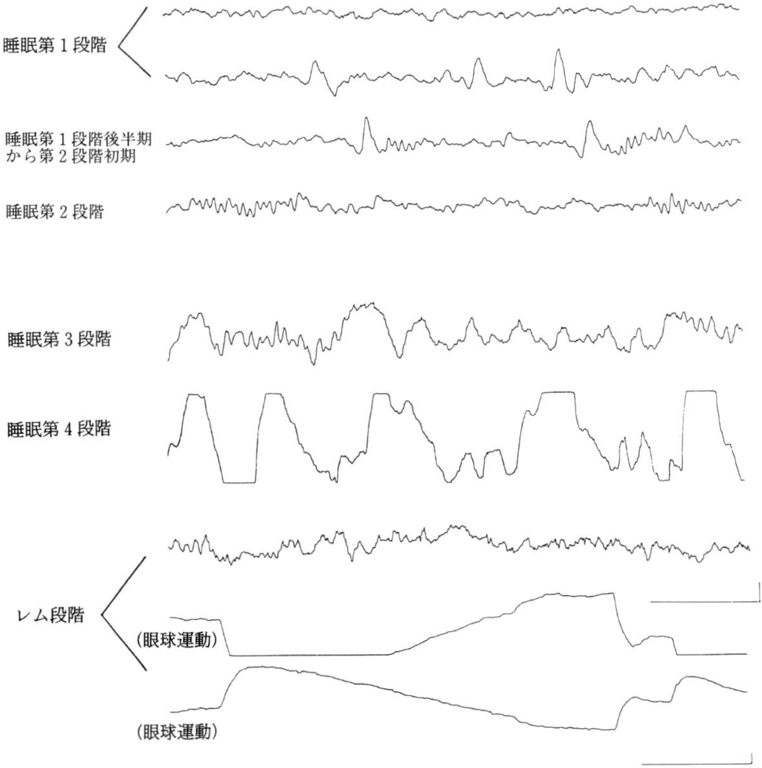

第3章 正常脳波ってどんな姿をしているの？ 57

覚醒期
(緊張している時)

覚醒期
(くつろいでいる時)

睡眠第1段階

睡眠第1段階後半期
から第2段階初期

睡眠第2段階

睡眠第3段階

睡眠第4段階

レム段階
(眼球運動)
(眼球運動)

図28 眠りの深さで脳波がどのように変わっていくかをあらわす模式図

私たちの一晩の眠りでは，それぞれの段階がほぼこの順序であらわれ，全体で1〜2時間の周期をもって，一晩に3〜5回繰り返されます。夜の寝つきの際には，ノンレム睡眠期のなかでも中等度または深睡眠期が目立ち，明け方近くなると，次第にレム睡眠期が長くなってくるのです。

それぞれの眠りの深さで脳波は七色の虹のように変わっていくものですね。

　その通りです。このことをもっとわかりやすくするために，それぞれの眠りの深さで脳波がどのように変わっていくかを，図28のような模式図と表1にまとめてみました。変化の具合が一目瞭然ですね。
　ただ，表1を見るとわかるように，眠りの深さをあらわす呼び名が人によって多少違っているのが紛らわしく感じられるかもしれませんが，どの呼び名も日頃親しまれているのです。

3．脳波も成長し，やがて老化する
　　──年齢による脳波の変化

　子供が目を見張るばかりに成長していくように，脳波も，子供のうちはどんどん成長し，めまぐるしく変わっていきます。
　こうした変化は，子供が起きている時の脳波（覚醒時脳波）により目立ちますが，眠っている時の脳波も，子供では成人の

表1 眠りの深さが脳波によってどのように分類されるかをあらわす表

国際分類 レヒトシャップェンら(1968)	デメントら (1957)	ギブスら (1950)	大熊 (1967)	脳波の特徴
Stage W			覚醒期	覚醒の状態であり，α波と低電位の種々の周波数の波が混在する
Stage 1	1	drowsiness	浅眠期	低電位で，2〜7Hzの種々の周波数の波が目立つ
	2	very light sleep	(軽睡眠初期)	頭蓋頂鋭一過波（瘤波）が出現する
Stage 2		light sleep	軽睡眠期	種々の周波数の波を背景に，紡錘波とK-複合が出現する
Stage 3	3	moderately deep sleep	中等度睡眠期	20〜50%を75μV以上，2Hz以下の周波数の徐波が占める。紡錘波はあったりなかったりする
Stage 4	4	(very) deep sleep	深睡眠期	50%以上を75μV以上，2Hz以下の周波数の徐波が占める
Stage REM	1 rem	early morning sleep	REM睡眠期	比較的低電位の，種々の周波数の波と速い眼球運動が出現する。紡錘波とK-複合は全く見られず，脳波はStage 1に類似したパターンを示す

Stage 1からStage 4までの眠りを，レム睡眠（REM睡眠）に対して，ノンレム睡眠（NREM睡眠，徐波睡眠）と言う．

それとかなり違った姿を見せます。

16, 7歳になると, 脳波も立派に成人し, その後, 50〜60歳くらいまでの長い間にわたって, 変化の足取りをほぼ止めてしまい,「正常成人の脳波」としての姿を保ちつづけることになります。しかし60歳を過ぎた頃から, 脳波にもはっきりと老化があらわれ, 成人の頃とは違った姿が見られるようになります。

1．子供のうち, 脳波って, どんな風に成長するの？

子供の間の脳波の成長ぶりで, とくに大切なのは,「**周波数**」の変動です。**図29**を見てみましょう。

この図は, 後頭部 α 波の周波数と年齢との関係を示したものですが, 徐波中心だった脳波が, 6〜8歳くらいから α 波中心となり, さらに年齢がすすむにつれて, 周波数が 10 Hz に近づいていくことがわかります。

このように, 子供の覚醒時脳波には, 正常成人の脳波にはほとんど見られない徐波が多く混ざることがよくわかりますが, このような徐波は, また, それぞれの年齢で混ざり方も違ってきます。

表2は,「覚醒時脳波に, 徐波がこれくらい混ざっても, この年齢までだったら正常と言える, それぞれの範囲を示したもの」です。たとえば,「4〜6 Hz の徐波が散在性に見られても, それが7歳までだったら正常」,「5〜7 Hz の徐波が散在性に見られても, それが14歳までだったら正常」といった具合に, この表を見て下さい。

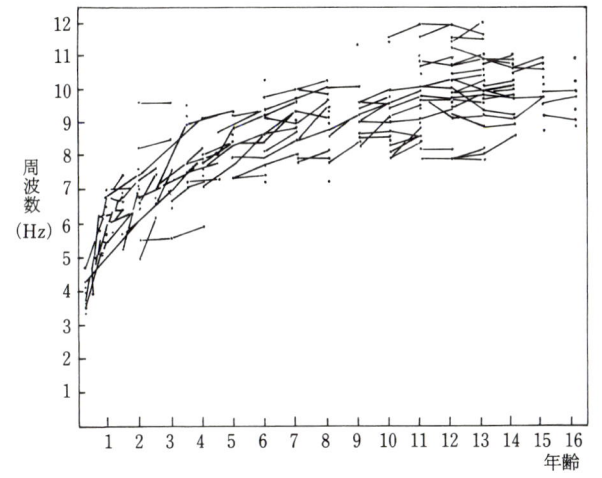

第3章　正常脳波ってどんな姿をしているの？　61

図29　後頭部α波の周波数と年齢との関係（リンズレイ，1939）
後頭部に見られる波は，6～8歳くらいから，α波が中心となってくる．さらに年齢がすすむにつれて，周波数は10Hzに近づいていく．

> この表を見ても，子供の覚醒時脳波に徐波が多く混ざることがよくわかりますね。それに，子供の覚醒時脳波の正常・異常を決める際には，この表はとても大切なのですね！

　その通りです！
　それぞれの年齢で，徐波がどの程度混ざるか頭に入れておかなければいけませんが，正確な数値はなかなか覚えられませんので，最初のうちは，この表のコピーを胸のポケットに入れて，その都度，脳波と照らし合わせるのがよいでしょう．

表 2 覚醒時脳波に徐波がこれくらい混ざっても，この年齢までだったら正常と言える，それぞれの範囲を示した表

(ギブスら—有馬，1961)

正 常 限 界	優 勢 な 波 形	混 在 す る 波 形
3月～1年6月の間は正常	全領域3～6 Hz波(高振幅)	散在性9～10 Hz波
2年までは正常	全領域4～7 Hz波(高振幅)	散在性2～3 Hz波および9～12 Hz波
3年までは正常	前頭・頭頂優位4～6 Hz波(高振幅)	同　　上
6年までは正常	後頭優位4～6 Hz波(高振幅)	頭頂優位7～9 Hz波
7年までは正常	後頭・頭頂優位5～7 Hz波	散在性の4～6 Hz波および9～12 Hz波
10年までは正常	1) 後頭優位7～10 Hz波 2) 後頭優位6～8 Hz波	1) 頭頂・後頭優位の散在性4～6 Hz波 2) 頭頂・後頭優位の12～16 Hz波
12年までは正常	後頭優位7～8 Hz波	やや規則的な9～10 Hz波と少量の5～7 Hz波
14年までは正常	後頭優位9 Hz波	散在性の5～7 Hz波

　子供の脳波は，こうした「周波数」だけではなく，「**振幅**」や「**左右差**」の面でもさまざまに変わっていきます。

　振幅の変動について見ると，新生児の脳波は低電位なのですが，その後，発育とともに振幅は大きくなっていきます。後頭部 α 波の振幅について見ると，5～10歳で最も大きく，その後はまた小さくなって正常成人の振幅へとつながっていきます。

　また，子供の脳波には，成人のそれと違って，徐波や α 波の振幅，連なり方にかなりの左右差が見られます。こうした左右差は，生後3年頃までにだんだんと減っていきますが，側頭部では，4～5歳頃になっても，まだ，かなりの左右差が見られ

第3章　正常脳波ってどんな姿をしているの？　63

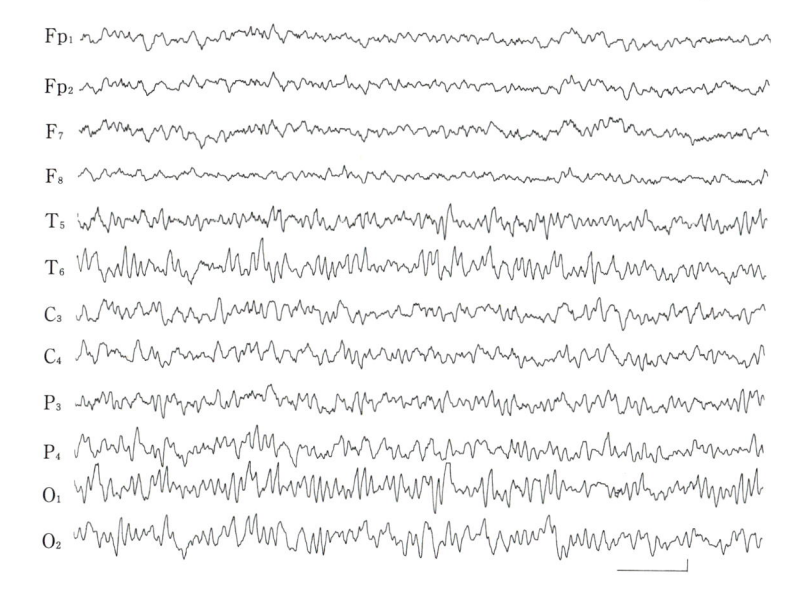

Fp₁ の欄、Fp₂、F₇、F₈、T₅、T₆、C₃、C₄、P₃、P₄、O₁、O₂ の脳波記録

図30　子供のうち，脳波は成長する──4歳の脳波
高電位の7〜9 Hz波が後頭部（O₁，O₂）優位に出現している．
4〜6 Hz波が散在性に見られる．

るのです。

子供のうち，覚醒時脳波が，成長と共にめまぐるしく変わっていく様子が何となくわかるような気がします。

それは良かったです。
このイメージをもっとしっかりつかんでいただくために，いろいろな年齢で，脳波がどんな姿をしているか図30から図33

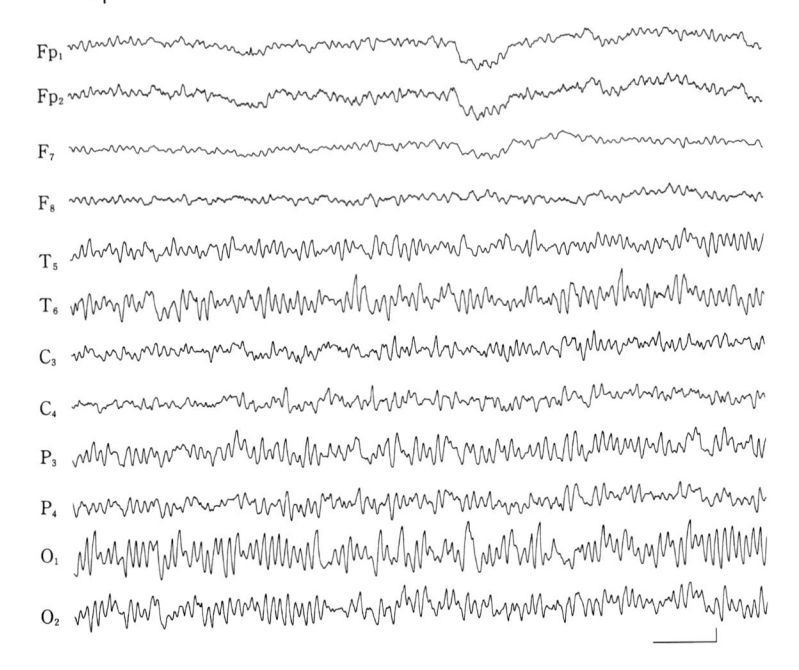

図31 子供のうち，脳波は成長する——7歳の脳波
高電位の 8〜9 Hz α 波が後頭部（O_1, O_2）優位によく出現している．
6〜7 Hz 波が散在性に見られる．

に示すことにしましょう。この 4 枚の脳波を順序よく見ていくと，成長と共に，だんだんと振幅が小さくなり，徐波が少なくなっていく様子がよくわかると思います。

第3章 正常脳波ってどんな姿をしているの？ 65

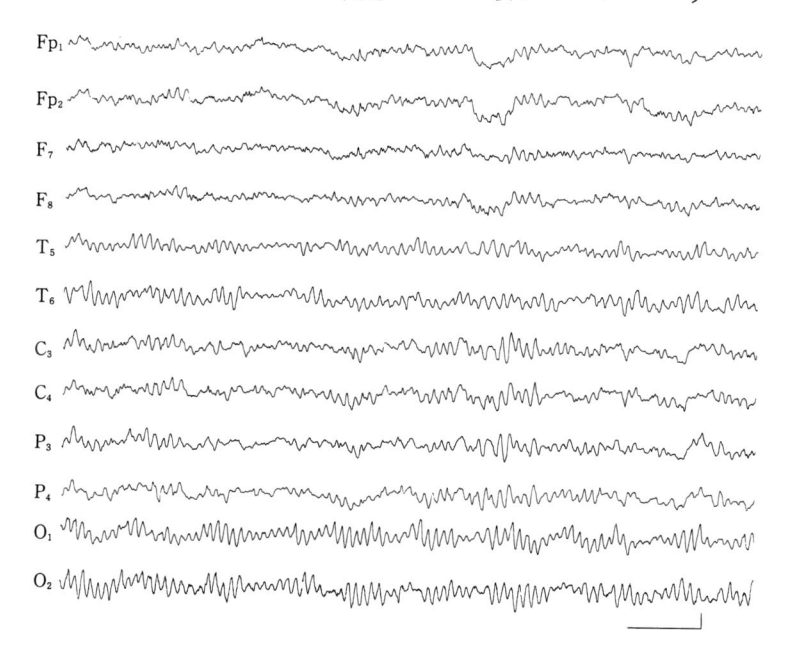

図32 子供のうち，脳波は成長する——10歳の脳波
中等電位の9〜10Hz α 波が後頭部（O_1, O_2）優位によく出現している．中心部（C_3, C_4）などに，6〜7 Hz波も散在性に見られる．

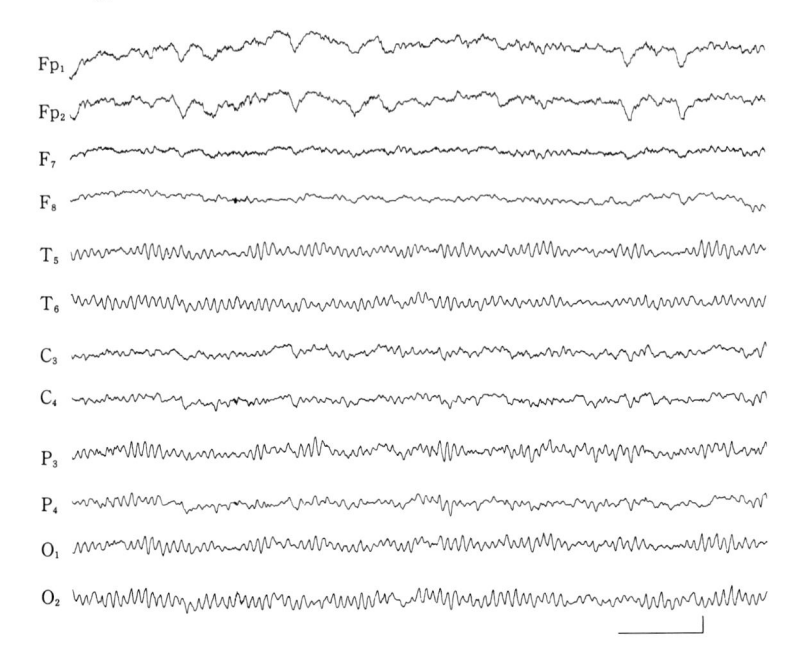

```
Fp₁ ～～～～～～
Fp₂ ～～～～～～
F₇  ～～～～～～
F₈  ～～～～～～
T₅  ～～～～～～
T₆  ～～～～～～
C₃  ～～～～～～
C₄  ～～～～～～
P₃  ～～～～～～
P₄  ～～～～～～
O₁  ～～～～～～
O₂  ～～～～～～
```

図33　子供のうち，脳波は成長する——14歳の脳波
中等電位の 9〜10Hz α 波が，後頭部（O_1, O_2）優位に連続よく出現している．

　それから，子供の覚醒時脳波でもうひとつお話しておかなければいけないことがあります．子供のうち，ふつうに見られるこうした徐波は，多くは前頭部優位に見られるのですが，子供の覚醒時脳波には，これとはちょっと変わった徐波が見られることがあるのです．

第3章 正常脳波ってどんな姿をしているの？ 67

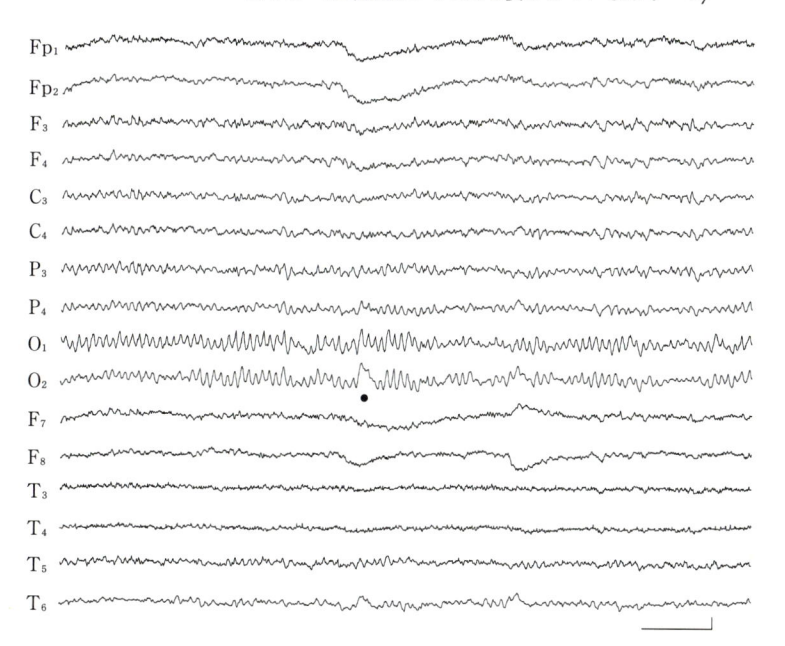

Fp₁ のラインは省略し、以下脳波トレースが続く（Fp₁, Fp₂, F₃, F₄, C₃, C₄, P₃, P₄, O₁, O₂, F₇, F₈, T₃, T₄, T₅, T₆）．

図34 子供のうち見られるちょっと変わった徐波——後頭部三角波
3 Hzの，三角形をした徐波（●）が右後頭部（O₂）に見られる（14歳）．

どんな徐波ですか？

図34を見て下さい．

これは，後頭部の α 波の連なりに混ざるようにあらわれる，3〜4 Hzの，三角形をした徐波で，**後頭部三角波** posterior triangular waves という名前で呼ばれています．この波がどのような意味をもつのかまだよくわかっていませんが，脳の未発達さ

と関係があるようです。したがって，このような徐波が子供の覚醒時脳波に見られても，異常と考えてはいけないわけです。

2．子供が眠っている時の脳波って，成人とどんな風に違うの？

子供では，眠りが深い時の脳波は，成人のそれと大きな違いはありませんが，まどろんでいく時や眠りから目覚める時の脳波は成人とかなり違います。

成人がまどろんでいく時の脳波が，低電位のθ波やβ波によって形づくられ，さざ波立つ水面のように見えるのに対し，子供では，すべての場所に，とりわけ中心部に目立って，高電位のθ波の連なりが，突発性にあらわれます（図35）。**入眠時過同期** hypnagogic hypersynchronyと呼ばれる，このような現象は，11歳を過ぎる頃からだんだんと見られなくなり，成人と同じ脳波になっていきます。

また，子供では，眠りから目覚める時にも，**覚醒後過同期** postarousal hypersynchronyと言って，すぐには覚醒時脳波があらわれないで，その前に高電位徐波が見られることが多いのです（図36）。

そのほか，浅い眠りの時に見られる頭蓋頂鋭一過波は，子供では，成人に見られるものに比べ，先の尖った形をしており，棘波や鋭波などの異常波と誤られやすいので注意しなければいけません（図37）。

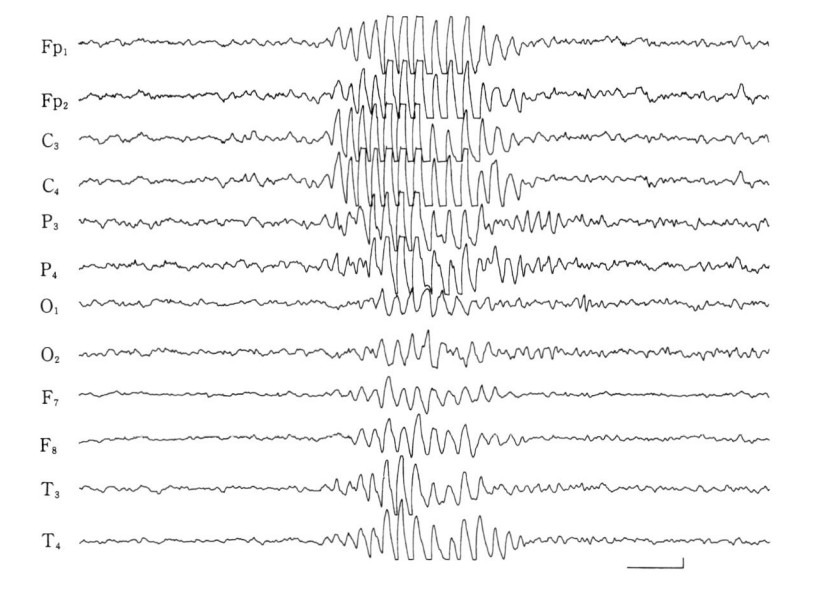

第3章 正常脳波ってどんな姿をしているの？ 69

図35 子供が眠りに入る時の脳波——入眠時過同期
高電位のθ波の連なりが，すべての場所に，突発性に出現している．
前頭極部（Fp_1，Fp_2），中心部（C_3，C_4）のθ波は，振幅が大きすぎてふりきれている（8歳）．

↑呼名

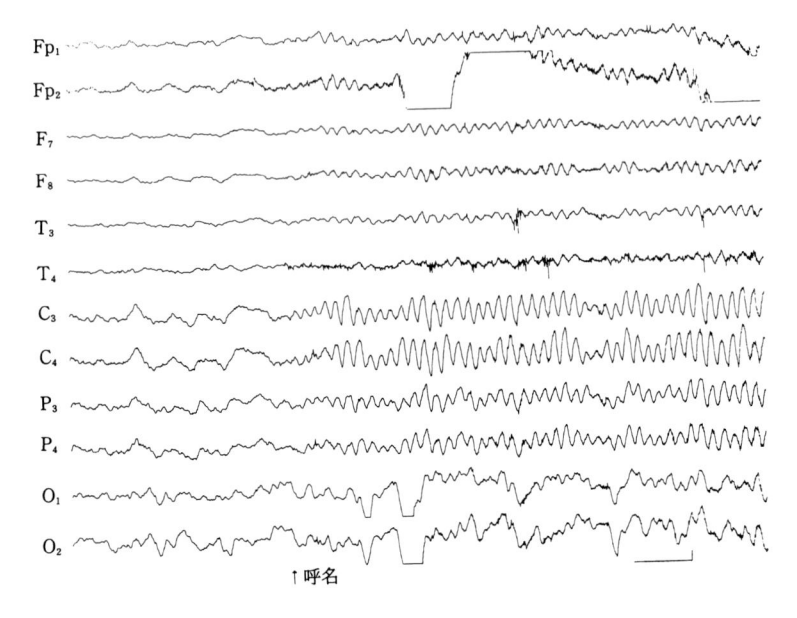

図36 子供が眠りから目覚める時の脳波――覚醒後過同期
名前を呼ぶと目覚めるが,すぐには覚醒時脳波があらわれず,その前に高電位のθ波の連なりが出現している(6歳).

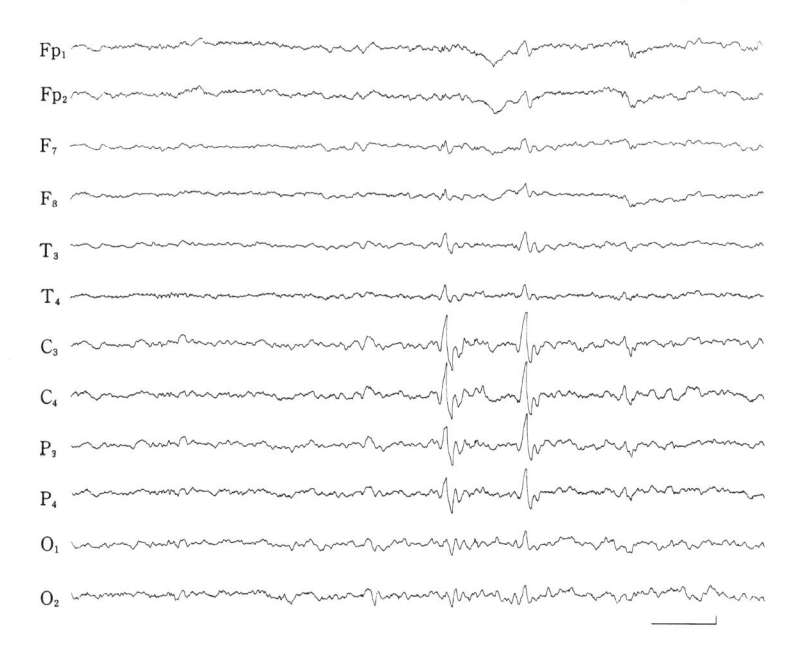

図37 子供に見られる頭蓋頂鋭一過波
中心部（C_3, C_4）優位に頭蓋頂鋭一過波が出現しているが，成人のものと比べ，先の尖った形をしている（10歳）．

3．脳波って，どんな風に老化するの？

私たちがやがて老化するように，脳波も老化するんですね。脳波の老化っていつ頃からはじまるのですか？

60歳頃と言われていますね。

この頃から，α波の徐化と言って，α波の周波数がおそくなってきます。また，徐波，とくに 6.0 Hz 以上，8.0 Hz 未満の速

い θ 波が増加し，すべての場所にあらわれやすくなってくるのも特徴です。

そうすると，老人の脳波は，ほとんどの場合，異常脳波と判定されることになりますね。

このような徐波が混ざり合う脳波を「異常脳波」と判定していいかどうかは慎重でなければいけません。というのは，成人の基準値を用いて判定すべきであるという意見もあれば，老化という現象を考慮して脳波正常とする範囲を成人よりも広くとる必要があるという意見もあって，まだ考えの一致をみていないのです。今後，小児の場合と同じように，徐波がどの程度混ざり合っても正常脳波と言えるのか，それぞれの年齢でおおよその基準値が決められることが必要でしょうね（図38）。

4．脳波が変わるそのほかの条件って何？

この章のはじめに，正常脳波のモデル像の条件は，心身ともに健康な成人（正常成人），起きている（覚醒），くつろいでいる（安静），眼を閉じている（閉眼）ことの4つであるとお話しましたが，これらの条件に変化が見られると，脳波も変わっていくわけです。このうち，「正常成人」，「覚醒」という条件に変化が見られた時の脳波の変わりゆく姿については，「年齢による脳波の変化」，「睡眠による脳波の変化」としてすでに学びました。

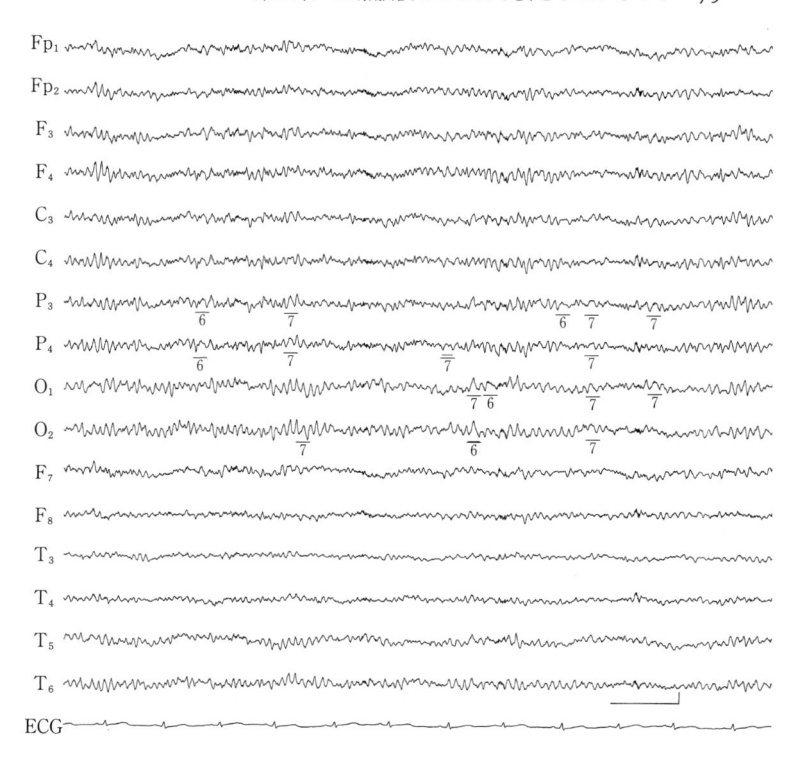

```
Fp₁
Fp₂
F₃
F₄
C₃
C₄
P₃
P₄
O₁
O₂
F₇
F₈
T₃
T₄
T₅
T₆
ECG
```

図38 老人になると脳波も老化する
6〜7Hzθ波（下線部）がα波の連なりに混ざり合うように出現している（78歳）．

　それでは，「安静」，「閉眼」という条件に変化が見られても，脳波はやはり変わるのでしょうか？
　眼を開けると，α波の連なりが消えたり著しく弱まって，低電位の不規則な速波が見られるようになります（図16を参照して下さい）．しかし，眼を閉じると，ただちにまたα波があらわ

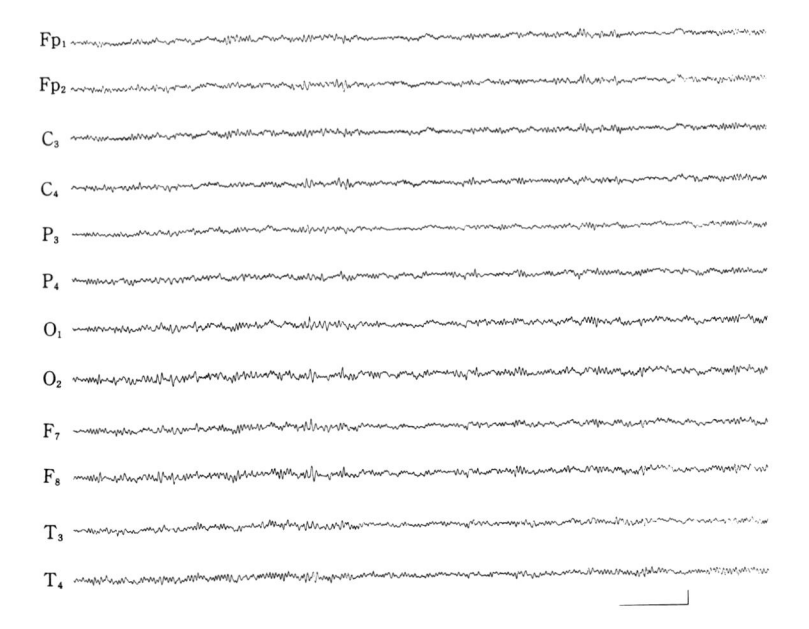

図39 薬を飲んでいても脳波は変わる
ベンゾジアゼピン系の薬を服用中．すべての場所に速波が目立って出現している．

れるようになるのです。先にもお話しましたように，正常脳波であるためには，これはとても大切な反応で，開眼でアルファ減衰が見られないと，脳の働き具合が少し弱まっていることが考えられます。

　次に，「安静」という条件が変わるとどうでしょう？

　不安や緊張が強くなると，低電位不規則速波があらわれるようになります。注意を集中させたり，暗算をさせたりした際に

も，これと同じような変化が見られます。

このほかにも，脳波が変わるいろいろな条件があります。

お腹がとても減っている時や，疲労が重なった時には徐波があらわれやすくなります。

薬を飲んでいても脳波は変わります。いろいろな薬がありますが，精神安定剤や睡眠薬として使われる**ベンゾジアゼピン系の薬**や**バルビツール酸系の薬**がよく知られています。これらの薬を飲むと，速波がたくさんあらわれるようになるのです（図39）。

正常脳波がどんな姿をしているかおわかりいただけたでしょうか？

「脳波って，変幻自在に変わっていくのですね！　ちょっとしたことですぐ変わるものだから，どこまで信頼していいものか，何か不安定なものとの印象もあるんですけど」

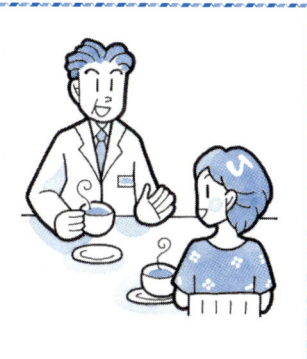

心配することはありません。ひとりの脳波を通して観察していくと，非常に安定したものなのです。指紋と同じような役目を果たす可能性すらもっているんですよ。何か悪いことをした時，脳波を見て，この人に間違いないと言うような時代がくるかもしれません。

「まあ，こわい！」

それはちょっと言い過ぎとしても，それほど安定したものだということを言いたかったのです。

さて,いよいよこれから,いろいろな異常脳波の姿を一緒に見ていくことになります。

　この旅のハイライトです。

　かなり長い旅になりますので,途中でまた疲れが出てくるかもしれません。そんな時は,コーヒーでも飲みながら見て下さい。

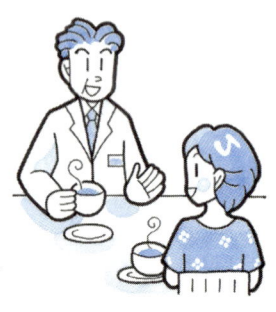

　あまり力まず,「ああこんな異常脳波があるのか,いろいろな異常脳波があるものだなあ」というくらいの気持ちで見て下さって結構です。

　絶えず,正常脳波の姿と比べながら見て下さると,より理解しやすくなると思います。

　「いろいろな不協和音はどんな姿であらわれるの?」「サイン・ウェーブの連なり方やそれぞれの姿には,どんな異常があるのだろう?」という構成でお話をすすめていきましょう。

　前者は突発波,後者は背景活動の異常を意味しているのだな,と考えていただいていいわけです。

　それからこの章の最後に,あまりお目にかかることのない,「ちょっと風変わりな異常脳波」についてもお話することにします。

　途中で疲れが出ても決して投げ出さず,最後まで見通しましょう。異常脳波の全体的な姿が,おぼろげながらも,きっと浮かび上がってくるはずです。

　旅をつづけましょう。

第4章
いろいろな異常脳波の姿を知ろう

1．いろいろな不協和音はどんな姿であらわれるの？

1．3 Hz 棘・徐波複合

図40を見て下さい。

ほとんどの部分を不協和音が占めています。不協和音は長く連なっていて，背景活動のように見えますが，左端と右端にごくわずかながらサイン・ウェーブの連なりが見えますから，このサイン・ウェーブの連なりが，背景活動であることがわかります。

不協和音は，突然，すべての場所に一斉にあらわれ，およそ10秒間連なっています。足並みを揃え，一糸乱れぬリズミカルな連なり方ですね。

不協和音の種類は，棘・徐波複合（きょくじょはふくごう）で，周波数は3 Hzのようです。

脳波の用語でお化粧すると，

「3 Hz 棘・徐波複合が広汎性に突発し，約10秒間，律動的に出現している。突発波の開始は，すべての場所で一斉であり，ひとつひとつの突発波を見てもそれぞれの場所の左右で対称的

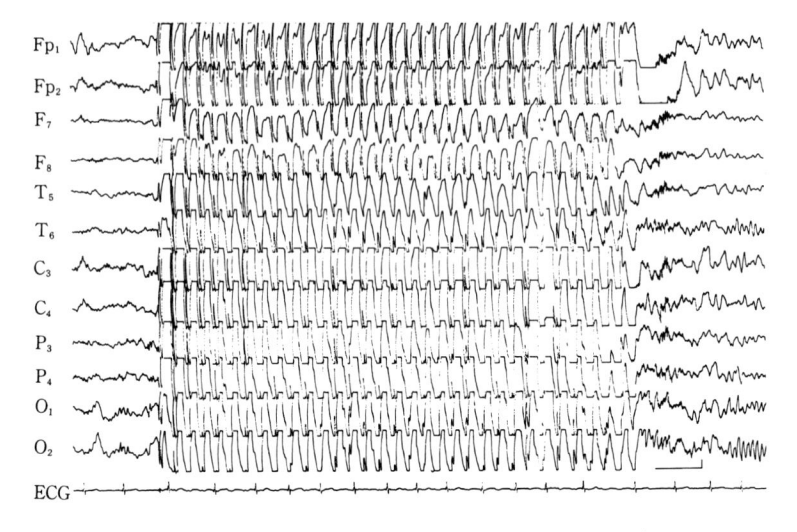

図40 3 Hz棘・徐波複合
3 Hzの棘・徐波複合が，突然，すべての場所に一斉にあらわれ，およそ10秒間，律動的に出現している（10歳）．

である」

とあらわされます。

　もうひとつ大切な点があります。

　この突発波が出現している時に，患者さんに呼びかけても返答がなく，意識を失っていたことが考えられます。このことを，「突発波の出現中，臨床的にもてんかん発作が生じていた」と言い，このようなタイプのてんかん発作を**欠神発作** absence seizures あるいは**小発作欠神** petit mal absence と呼びます。

　第1章の，「脳の電気活動をキャッチした人が，昔いた」の項ですでにお話しましたが，ギブスという人が中心になってみつ

けた波は，実はこの異常波だったのです。今では **3 Hz 棘・徐波複合** three Hz spike-and-slow-wave complex という用語が使われていますが，発見当時は，「槍・玉子結合」という，笑い話ではないかと思ってみたくなるような呼び名が使われていたという話も残されています。いずれにしても，この異常波の発見がきっかけとなって，いろいろな国で脳波の研究が推しすすめられていくようになったわけです。

<u>欠神発作（けっしんほっさ）というのは，どんなてんかん発作なのですか？</u>

　これは子供に多い発作です。
　授業中とか食事をしている時などに，一瞬ボーッとして目がうつろになり，動作が止まったようになります。鉛筆やお箸もポロリと落としてしまいます。このような時に呼んでも返事がかえってきませんが，間もなく発作は終わりますから，二，三度呼んでいるうちに返事がかえってくるわけです。このような発作が何回か繰り返されるうちに，学童期ですと，学校の先生から，この頃，集中力がなくなったとか，物思いにふけっているようだなどと言われて，発作に気づかれることが多いのです。また，深呼吸をすると発作が起こりやすくなりますから，注意しなければいけません。

<u>欠神って，何だか聞き慣れない呼び名ですが，瞬間的に意識を失う発作だと理解しておけばいいのですね？</u>

その通りです。ただそのほかにも，意識を失うと同時に，口や舌をペチャペチャ動かしたり，両手をこすり合わせるなどの単純な動作がみられたりすることもあります。

<mark>脳波の異常は随分派手なように見えますが，治りにくいのですか？</mark>

脳波の異常は派手ですから治りにくいように思われるかもしれませんが，早く治療をはじめれば，成人になる頃までには，ほとんどの例が治ってしまい，そんなに心配されることはありません。

<mark>3 Hz 棘・徐波複合という呼び名は，以前は，3 Hz 棘・徐波と言っていたように思いますが？</mark>

その通りです。

最近の国際学会では，3 Hz 棘・徐波複合という呼び名を使うようすすめているのです。次の項で出てくる非定型棘・徐波複合も，以前は不規則棘・徐波複合という呼び名が使われていましたし，脳波の用語は時代の移り変わりと共に，呼び名が変わっていくこともあるのです。

2．非定型棘・徐波複合

図 41 を見てみましょう。

この図でも，不協和音が突然すべての場所に一斉にあらわれ

第4章　いろいろな異常脳波の姿を知ろう　81

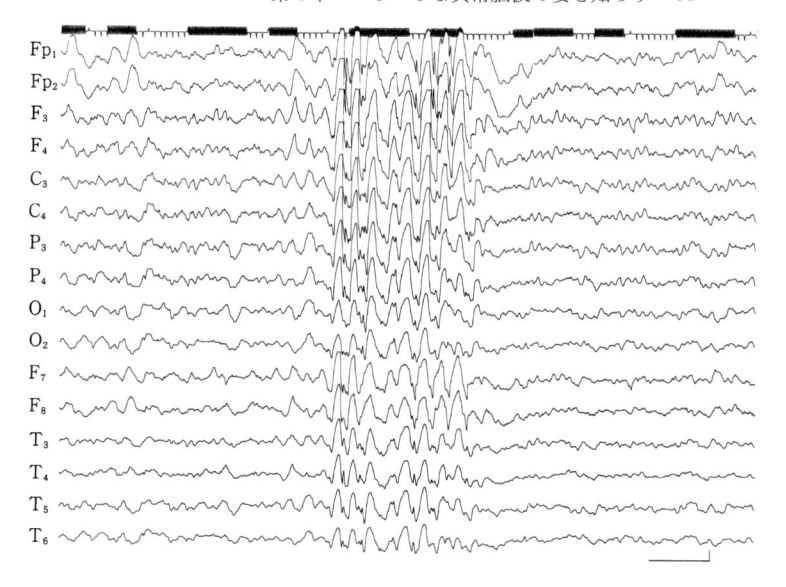

図41　非定型棘・徐波複合
4〜5 Hzの，不規則な棘・徐波複合が突然すべての場所に一斉にあらわれるが，連なる時間は2秒と短い（38歳）．

ています。しかし，連なる時間はおよそ2秒で，図40に比べるともっと短いことがわかります。

　不協和音の種類は，やはり，棘・徐波複合ですが，周波数は4〜5 Hzです。棘波成分や徐波成分の振幅は小さくなったり大きくなったりして，必ずしも規則的ではありません。

　このような棘・徐波複合は，周波数が4〜5 Hzの間で不規則に変わり，棘波成分や徐波成分の振幅も規則的ではないことから，**非定型棘・徐波複合** atypical spike-and-slow-wave complex と

呼びます。

脳波の用語でお化粧すると，

「4〜5 Hz の非定型棘・徐波複合の群発が広汎性に出現している」

とあらわされます。

このような突発波は，**全身性強直間代発作**〔ぜんしんせいきょうちょくかんたいほっさ〕 generalized tonic clonic seizure というタイプのてんかんでしばしば見られます。

全身性強直間代発作というのはどんなてんかん発作なのですか？

これは，**大発作**〔だいほっさ〕 grand mal とも言って，てんかん発作のなかでも代表的なものです。てんかんと言うと，多くの人はこのタイプを思い浮かべるようです。

この発作は，突然，全身をかたく突っ張らせて激しく倒れます。目は一点を凝視し，呼吸も止まります。間もなく，全身をガクガクとふるわせはじめますが，だんだんと間隔が長くなって，やがておさまります。発作の際は，つばを吹き出したり，尿をもらしたりしてしまいます。アゴもガクガクふるわせますから，舌をかんでしまうこともあるのです。1〜2分で発作は終わりますが，そのあとはぐっすりと眠るのがふつうです。

この発作は一日のうちのどんな時に起こるのですか？

眠っている時だけにしか起こらないタイプ，日中起きている

第4章　いろいろな異常脳波の姿を知ろう　83

時にしか起こらないタイプ，昼でも夜でもいつでも起こる3つのタイプがあります。

<mark>この発作は治りにくいのでしょうか？</mark>

発作そのものは随分派手ですが，薬をきちんと飲んでいれば，発作を起こさないようにすることはそれほど難しくはありません。

3．多棘・徐波複合

図42では，不協和音がすべての場所に突然あらわれ，すぐに消えていることがわかります。

不協和音を見ると，やはり棘波と徐波の組み合わせなのですが，棘波が複数見られることがこれまでとは違います。

このような不協和音は，**多棘・徐波複合** polyspike-and-slow-wave complex と呼ばれることはすでに学びました。

脳波の用語でお化粧すると，

「多棘・徐波複合の短い群発が広汎性に出現している」

とあらわされます。

このような突発波は，**ミオクロニー発作** myoclonic seizure と呼ばれる発作症状をもつてんかんでしばしば見られます。

<mark>ミオクロニー発作というのは，どんなてんかん発作なのですか？</mark>

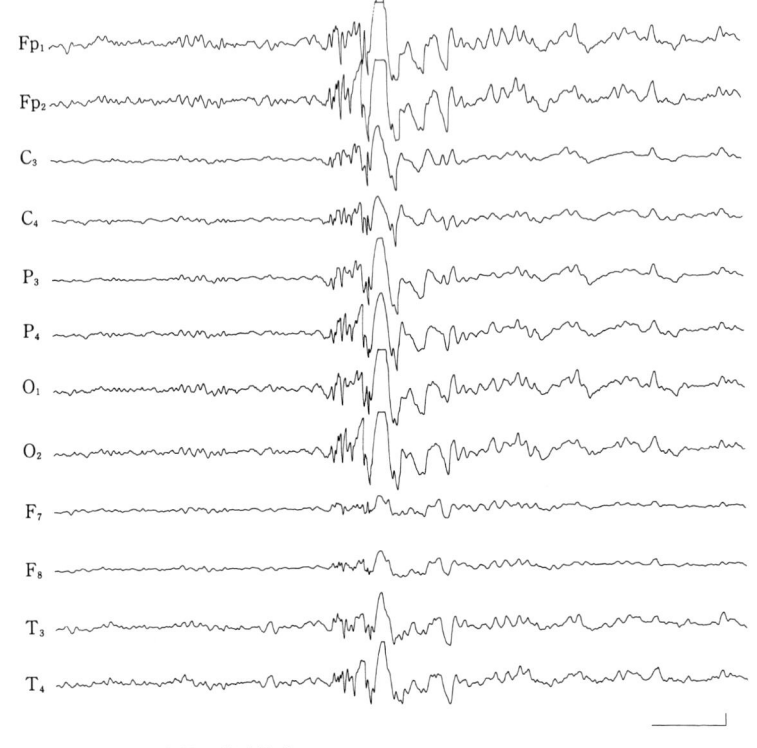

図42 多棘・徐波複合
複数の棘波と徐波を組み合わせた，いわゆる多棘・徐波複合がすべての場所に突然あらわれ，すぐに消えている（20歳）．

　ミオクロニーという呼び名は，ちょっと聞き慣れないと思いますが，手足を瞬間的にピクッとふるわせるけいれんのことで，**ミオクローヌス**と呼ばれたりもします。ミオクロニー発作というのは，このミオクロニーと呼ばれるけいれんが起こる発作なのです。

このようなミオクロニー発作はどんなてんかんでみられることが多いのですか？

若年ミオクロニーてんかんと呼ばれるてんかんでみられることが多いですね。このタイプのてんかんは思春期にみられ，ミオクロニー発作は両腕に起こることが多いですね。

ミオクローヌスてんかんという病気を聞いたことがありますが，若年ミオクロニーてんかんとは違うのですか？

よく似た名前ですから間違いやすいのですが，全く違う病気なのです。ミオクローヌスてんかんというのは，ウンフェルリヒトという人とルンドボルグという人が報告した脳の病気で，同じ家系内に多く見られます。ミオクロニーや全身のけいれんが頻繁に起こり，知能低下や運動障害も進行して，遂には寝たきりとなって死亡してしまうのです。**進行性家族性ミオクローヌスてんかん**という名前で呼ばれたり，**ウンフェルリヒト・ルンドボルグミオクローヌスてんかん**という名前で呼ばれたりしますが，てんかんのなかの特殊なタイプと考えられています。

4．1.5〜2.5 Hz 鋭・徐波複合

図43では，不協和音がすべての場所に，長く連なってあらわれています。

この不協和音のひとつひとつを見ると，周波数が3 Hz より

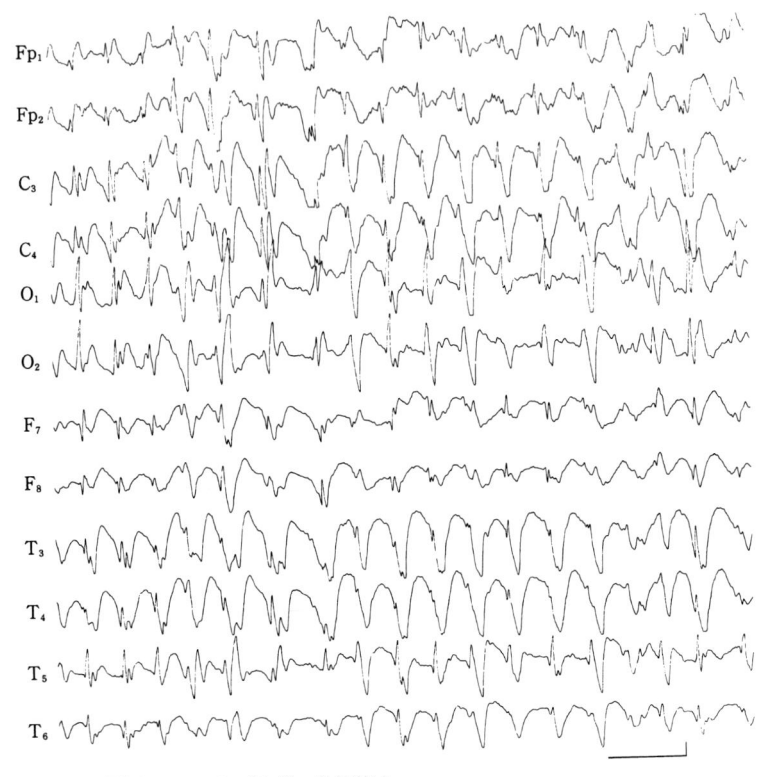

図43 1.5〜2.5Hz鋭・徐波複合
2Hz前後の鋭・徐波複合が,すべての場所にだらだらと連なって出現している(13歳).

もおそく,2Hz前後であることがわかります。棘波と徐波の組み合わせなのですが,棘波成分の尖り方は鈍く,鋭波と言った方がいいですね。左右差もあちこちで見られます。

すでにお話した3Hz棘・徐波複合が一糸乱れぬ姿で足並み

を揃え，リズミカルに連なっているのに比べると，この不協和音は，ひとつひとつの形が不規則でだらだらと長く連なっているといった感じです。

脳波の用語でお化粧すると，
「2 Hz 前後の鋭・徐波複合が広汎性に，だらだらと連なって出現している。鋭・徐波複合には左右差も見られる」
とあらわされます。

このような突発波は，**レンノックス・ガストー症候群** Lennox-Gastaut syndrome と呼ばれるタイプのてんかんでよく見られます。

レンノックス・ガストー症候群というのはどんなタイプのてんかんなのですか？

これは，幼児期から学童期に見られるとても治りにくいてんかんの一種で，バラエティーに富んだいろいろなタイプの発作が見られます。

両腕を強く突っ張ったり，体をガクンとさせる発作や，急に力が抜けて沈みこむように倒れる発作が見られます。このほか，ふっと意識を失ったり，手足をピクッとけいれんさせる発作も見られます。

発作は一日に何回も起こり，これらの発作を完全になくすことはとても難しいと言われています。

原因はまだよくわかっていませんが，脳のいろいろな障害を併せもっていて，知能の発達の遅れが見られることも多いので

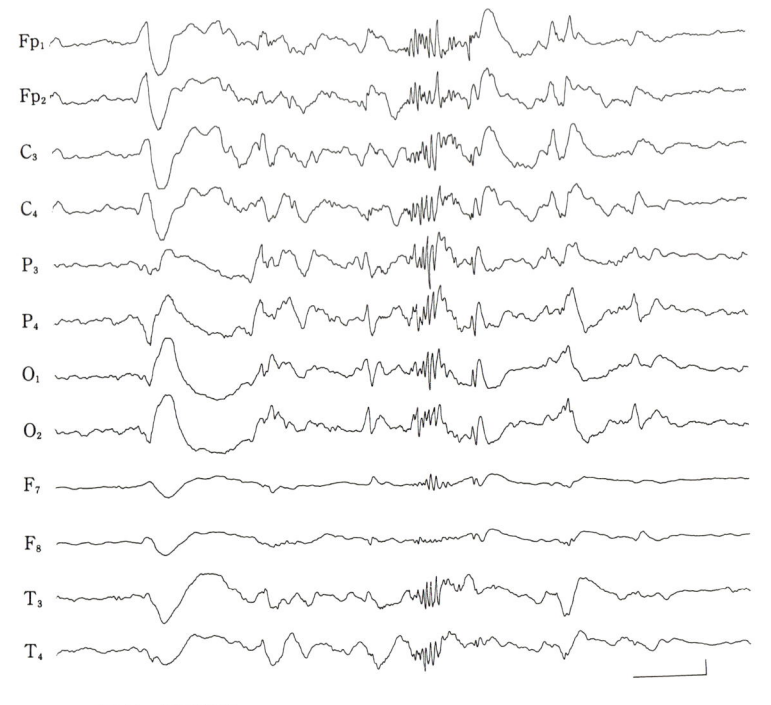

図44 漸増律動
中等度睡眠期の脳波．棘波によく似た波が，ほとんどすべての場所に
あらわれ，5～10個リズミカルに連なっている（13歳）．

す．

この症候群では，2Hz前後の鋭・徐波複合のほかに，何か決まった波が見られますか？

図44を見て下さい．

これは中等度睡眠期の脳波ですが,棘波によく似た波がほとんどすべての場所にあらわれ,5〜10個リズミカルに連なっていますね。これは**漸増律動**recruiting rhythmと呼ばれる異常波で,この症候群でよく見られるのです。

漸増律動があらわれている間は,脈拍や呼吸が乱れたり,口や肩などの筋がごくわずかながらかたく突っ張ったりするなど,何がしかの小さな発作が起こっているのです。

レンノックスとガストーというのは人の名前なのですね?

ふたりとも,てんかん学の発展に大きく貢献した学者です。この症候群は,はじめ,レンノックスがみつけたことから,レンノックス症候群と呼ばれていたのですが,その後,いろいろなタイプの発作と脳波の関係をわかりやすく整理したガストーの貢献も認められ,レンノックス・ガストー症候群と呼ばれるようになったのです。

漸増律動も,ガストーがみつけた異常波なのですよ。

5.ヒプサリズミア

図45は,とても派手な異常のように見えますね。

不協和音である棘波が,次から次へとあらわれる場所を変えていっています。ひとつの場所に局在したかと思うと,次にはいくつかの場所にあらわれ,時にはすべての場所にあらわれたりします。

高電位の徐波が背景活動をなしているようです。

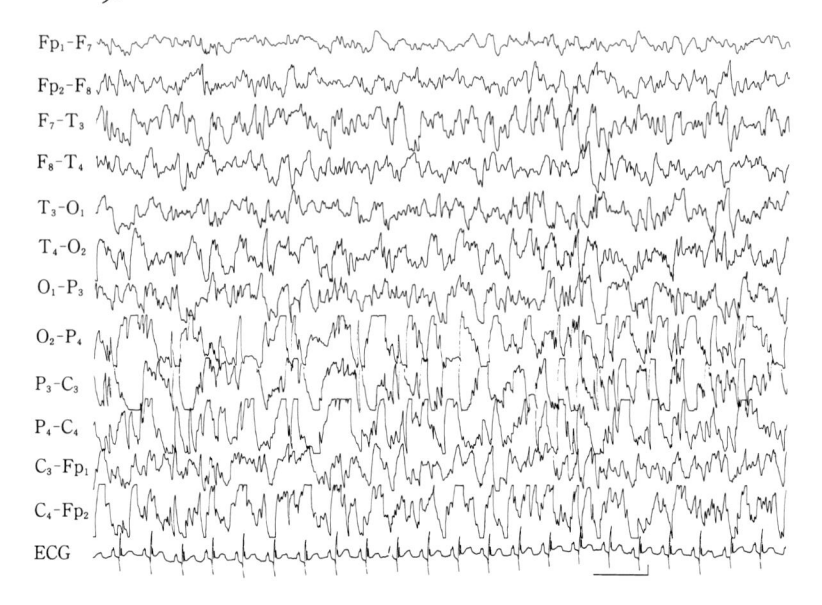

```
Fp₁-F₇
Fp₂-F₈
F₇-T₃
F₈-T₄
T₃-O₁
T₄-O₂
O₁-P₃
O₂-P₄
P₃-C₃
P₄-C₄
C₃-Fp₁
C₄-Fp₂
ECG
```

図45　ヒプサリズミア
棘波が，次から次へとあらわれる場所を変えながら出現している（1歳）．

脳波の用語でお化粧すると，

「高電位の徐波を背景活動としながら，多焦点性の棘波が目立って出現している．この棘波は，単一焦点性に出現したかと思うと次には多焦点性に，時には広汎性に出現するといった具合に，無秩序に転動していく」

とあらわされます．

このような脳波パターンは **ヒプサリズミア** hypsarrhythmia と呼ばれ，**ウエスト症候群（点頭てんかん）** West syndrome というてんかんの一種で見られます．

ヒプサリズミアとは，どういう意味なのですか？

これはラテン語の hypsos（山のようなという意味）を語源とする hyps と，リズムの乱れを意味する arrhythmia をあわせた呼び名で，華々しいリズムの乱れという意味なのです。

ウエスト症候群というのはどんなタイプのてんかんなのですか？

これは，乳児期に見られる，独特の発作をもつてんかんの一種です。

赤ちゃんは何かに驚いたかのように，突然両腕を上方あるいは外側に投げ出し，それと同時に頭をガクンと前に落とします。両足もお腹の方にひきつけられ，激しく痛がるような叫び声をあげるのです。

このような発作が一日のうちに連続して何回も起こり，止まったかと思うと，しばらくたってまた，連続して起こるようになります。

レンノックス・ガストー症候群と同じように，脳の障害を併せもっていて，知能の発達の遅れが見られることも多いのです。なかには，レンノックス・ガストー症候群へと変わっていく経過を辿るものもあります。

とても治りにくく，入院して特殊なホルモン剤を，一定期間，毎日のように筋肉注射することも必要になってきます。

ウエストというのもやはり人の名前なのですね？

　この症候群で見られる独特の発作は，インド人が額にひろげた手をあててから身体をかがめる，サラームという挨拶に似ていることから，古くは **サラームけいれん** salaam convulsion と呼ばれていたのです。

　こう呼ばれるのには，ちょっとしたいわれがあったのです。

　イギリスの小児科医であったウエストの子供がこの発作をもっていましたが，彼はその発作を小児に見られる特殊なタイプのけいれんと位置づけて，医学雑誌に手紙を送ったのです。その結果，これと同じような発作を見たことのあるクラークという人の提案で，サラームけいれんと呼ばれるようになったわけです。

　その後，いろいろないきさつがあって，ウエストの名前が冠せられるようになり，今もその呼び名が使われているわけです。

乳児や幼児の時にはとても治りにくいタイプのてんかんがあるのですね。

　その通りです。

　これまで，レンノックス・ガストー症候群とウエスト症候群のふたつが，この年齢で見られる，とても治りにくいタイプのてんかんとしてよく知られていました。ところが，その後，このふたつとは違った，とても治りにくいタイプのてんかんがあ

ることが、大田原たちによってみつけられ、**サプレッションバーストをもつ早期乳児てんかん性脳症** early infantile epileptic encephalopathy with suppression burst, EIEE という名前で呼ばれています。

6．広汎性徐波群発

図46 では、不協和音がすべての場所に 3～4 個連なっていますね。不協和音は、高電位の 4～5 Hzθ 波のようです。棘波成分は混ざっていません。

脳波の用語でお化粧すると、

「高電位の 4～5 Hzθ 波の群発が、広汎性に出現している」

とあらわされます。

このような突発波は、**広汎性徐波群発** diffuse slow burst と呼ばれ、てんかんのなかの大発作や、頭に外傷を受けて脳の働き具合が弱まっている時、脳のかなり深い部分に腫瘍ができた時などに見られます。

このような徐波の群発は、振幅がもう少し低くなると、背景活動と見分けがつきにくくなると思いますが……。意味のある現象であるかどうかを決めるための、何か目安となるものはあるのですか？

あります。

背景活動を形づくっているサイン・ウェーブの振幅のおおよその平均値を知り、群発をなしている徐波の振幅がそれの 2 倍

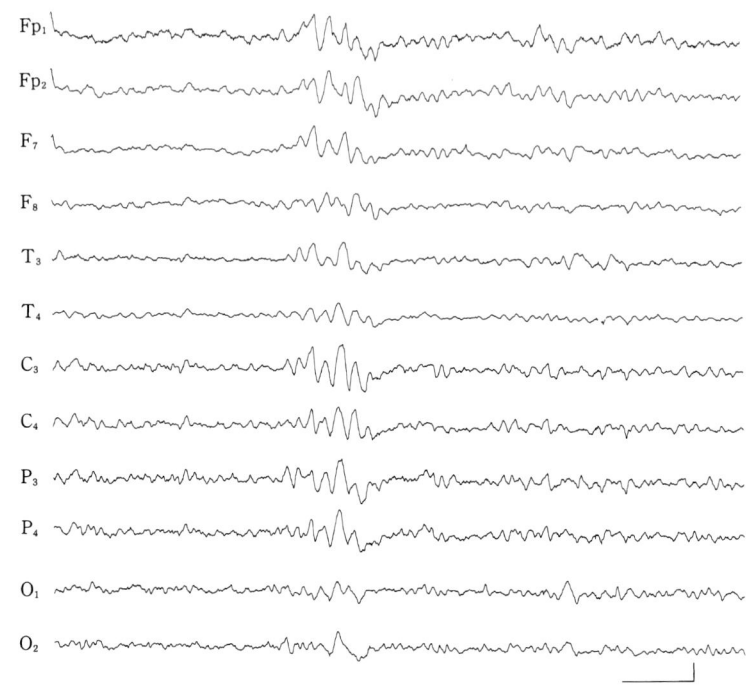

Fp₁ のトレース
Fp₂ のトレース
F₇ のトレース
F₈ のトレース
T₃ のトレース
T₄ のトレース
C₃ のトレース
C₄ のトレース
P₃ のトレース
P₄ のトレース
O₁ のトレース
O₂ のトレース

図46 広汎性徐波群発
高電位θ波が,突然すべての場所にあらわれ,3〜4個連なった後,消えている(32歳).

以上だったら問題とすればよいと思います。

また,群発をなしている徐波の周波数がおそいほど,あらわれる回数が多いほど,異常の程度が高いと考えてよいでしょう。

7. 局在性棘波

図47を見てみましょう。

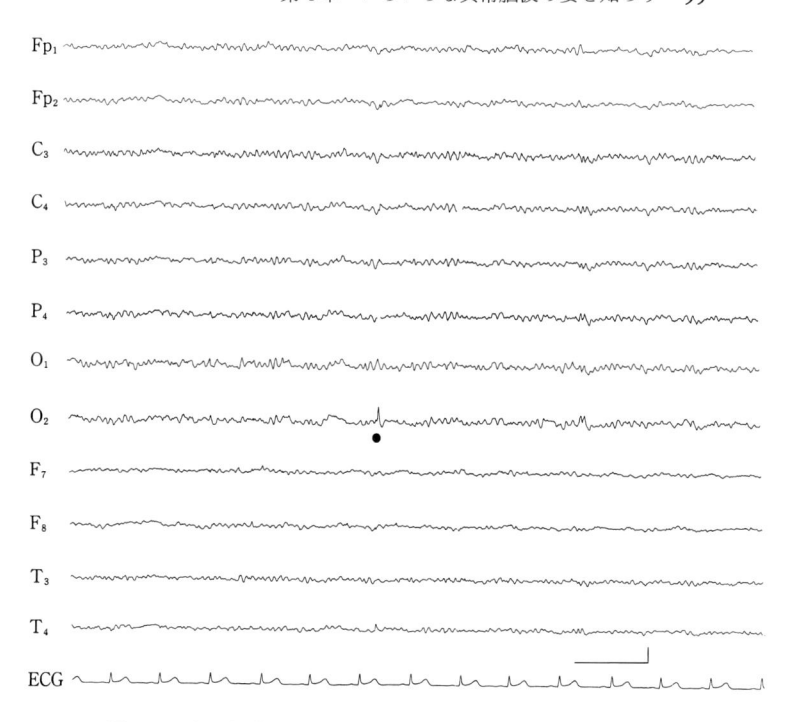

第4章　いろいろな異常脳波の姿を知ろう　95

図47　局在性棘波（図6の再掲）
右後頭部（O_2）に棘波（●）が出現している（23歳）．

　図6と同じ図を使っていますから，詳しく説明しなくてもおわかりいただけると思います。
　脳波の用語でお化粧すると，
　　「右後頭部に限局して棘波が出現している」
とあらわされましたね。
　これまでの突発波が頭のすべての場所にあらわれていたのに

対し，この図では，突発波がある場所に限ってあらわれています。このようなあらわれ方を局在性と呼ぶのはすでに学びました。震源地の真上の地震計が最も大きくふれるように，局在性棘波は，その近くにてんかん性の放電を起こす場所があることをあらわしているのです。

　この場合，突発波がある場所に限られていますから，てんかん発作も体の一部分の症状としてあらわれるわけで，このようなタイプのてんかんを**局在関連てんかん** localization-related epilepsy あるいは**部分てんかん** partial epilepsy と呼んでいます。

棘波があらわれる場所が違うと，てんかん発作の症状も違ってくるのですか？

　違ってきます。

　この図のような，**後頭部の棘波**では，眼の前が真っ暗になったり，星のような物が光って見えると言った視覚に関係した症状が発作性にあらわれます。

　これに対して，**前頭部の棘波**では，棘波があらわれる場所とは反対側の顔や手，足にけいれんが起こったりします。この他，奇妙なしぐさをしたり，大声で叫んだりすることもあります。

　また，**中心部や頭頂部の棘波**では，片側の手だけとか足だけ，あるいは顔だけとかにけいれんや知覚異常が起こります。この場合も，棘波があらわれる場所とは反対側にけいれんや知覚異常が起こることが多いですね。たとえば，右中心部に棘波が見られれば，左手にけいれんが起こると言った具合です。このよ

うな中心部や頭頂部の棘波では，ちょっと変わったけいれんが見られることもあります。

片側の指先に小さなふるえのようなけいれんがはじまったと思ったら，そのうち，手がけいれんしはじめ，次第に腕全体のけいれんへと移っていくのです。けいれんがまるで行進していくようで，**ジャクソン・マーチ**と呼ばれています。

> 棘波があらわれる場所によって，発作も随分変わってくるものですね。このような発作では，発作の際中は脳波はどんな姿になるのですか？

図48を見ながら，この質問にお答えすることにしましょう。

この図は，AからGまでの7枚の脳波に分かれていますが，AからFまでは連続記録，Fの右端からGの左端までは22秒の時間があり，この間の記録は脳波に変化がなかったので省かれています。

まずAを見て下さい。上から6本目の列の脳波に，aの時点から不協和音があらわれているようです。突然，小さな鋭い波があらわれ，bの時点から振幅が大きくなり，鋭さも増して，リズミカルにつづいていきます。Bでも同じです。Dのcの時点から，太った姿をした波が鋭い波にくっついてあらわれるようになり，Eのdの時点からは，太った波はさらに太さを増しますが，鋭い波は影をひそめてきます。リズミカルな波は，Gのeの時点で終わっています。この間，左腕を突っぱり，その後はガクガクとふるわせる症状がみられましたが，呼びかける

A

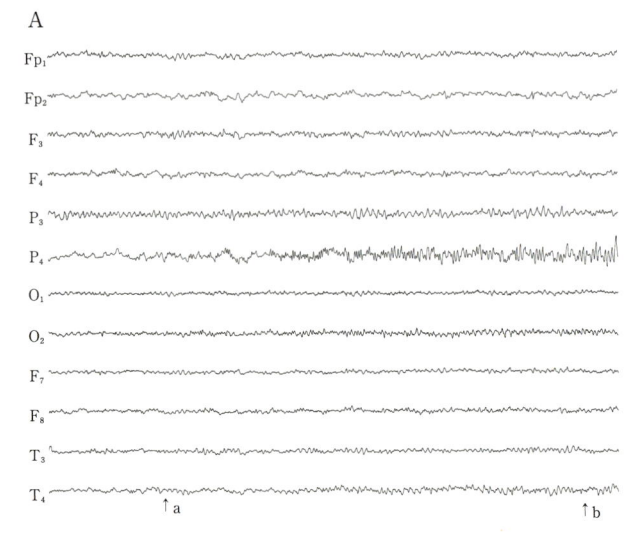

Fp₁
Fp₂
F₃
F₄
P₃
P₄
O₁
O₂
F₇
F₈
T₃
T₄
　　↑a　　　　　　　　　　　　　　　　　　↑b

図48　局在関連てんかんの自然記録で得られた発作時脳波

A〜Fは連続記録，Fの右端からGの左端までは22秒の時間がある．突然（Aのa），右頭頂部（P₄）に25Hzの速波が連続して出現し，次第に振幅を増大させながら，15Hz棘波が律動的に連続して出現するようになる（Aのb）．この棘律動が20秒ほど持続したあと，3.0〜4.0Hzさらには1.5〜2.5Hz棘・徐波複合が律動的に連続して出現するようになるが（Dのc，Eのd），棘波成分は次第に目立たなくなってδ波に近い形となり，やがて消失している（Gのe）（64歳）．

と返事はかえってきました。この間の時間は，省かれた部分を加えますと，90秒ということになります。

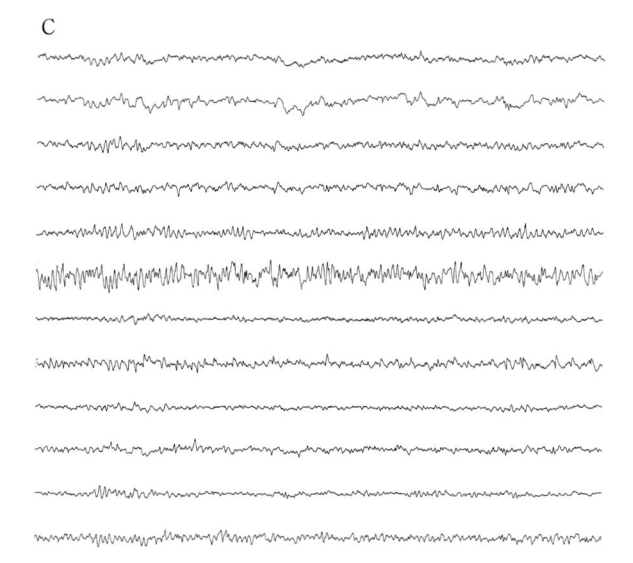

第4章 いろいろな異常脳波の姿を知ろう 99

D

↑ c

E

↑ d

第4章　いろいろな異常脳波の姿を知ろう

F

G

↑e

随分長いお答えでしたが、脳波の用語でお化粧するとどんなにあらわされるのか勉強したいのですが。

わかりました。お化粧をほどこしてみましょう。

記録の途中から、右頭頂部に、突然、25 Hz の速波が連続して出現し（Aのa）、次第に振幅を増大させながら、15 Hz 棘波が律動的に連続して出現するようになる（Aのb）。臨床的には、左腕に強直発作がみられる。この棘律動が20秒ほど持続した後、3.0〜4.0 Hz さらには 1.5〜2.5 Hz 棘・徐波複合が律動的に連続して出現するようになるが（Dのc, Eのd）、棘波成分は次第に目立たなくなってδ波に近い形となり、やがて消失している（Gのe）。臨床的には、この間、左腕の間代発作がみられた。発作の持続時間は90秒で、この間、意識はほぼ清明であった。

少し長い説明になりましたね。

ついでにお話しますと、このような脳波は、発作の際中の脳波ということになりますから、**発作時脳波**と言います。これに対して、図47にみられたような棘波は、発作が生じていない時にみられたわけですから、「**発作間欠期の脳波**で、右後頭部に局在性棘波が出現した」という風にあらわします。

局在関連てんかんの発作時脳波は、棘波があらわれる場所に、リズミカルに棘波がつづくと理解していいわけですね。

第 4 章　いろいろな異常脳波の姿を知ろう　103

　その通りです。それともうひとつ，リズミカルな棘波が，他の場所に余り拡がっていかないということも頭に入れておいて下さい。

　脳波の記録中に，このような発作時脳波に出会うことはよくあるのですか？

　滅多にありません。
　ですから，図 48 はとても貴重な脳波ということになりますね。

　このような局在性棘波では，体の一部分の症状のほかに，体全体をけいれんさせる大発作が見られることもあるのですか？

　しばしば見られます。
　この場合の大発作は，体の一部分の症状にひきつづいて起こることが多いですね。たとえば，片側の手だけけいれんしはじめたと思ったら，間もなく全身をけいれんさせる大発作に移るといった具合です。
　頭のある場所に限られていたてんかん性の放電が，その周辺だけではなく，頭全体に広がって全身のけいれんを起こすわけです。

　このほかには，どんな局在性棘波があるのですか？

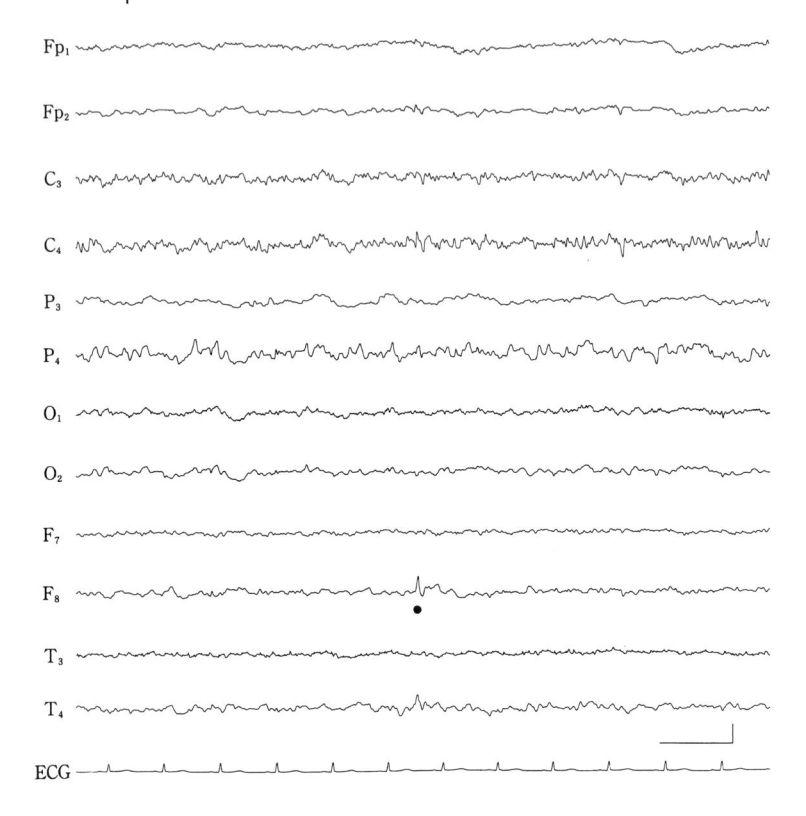

Fp₁ のラベル付き脳波チャート

図49　側頭前部の局在性棘波
右側頭前部（F₈）に棘波（●）が出現している（43歳）.

　側頭部に棘波があらわれる場合をまだお話してなかったですね。**側頭部棘波**というのはとても大切ですから，ぜひともお話しておかないといけません。
　側頭前部にあらわれる場合と側頭中部にあらわれる場合に分

8．側頭前部の局在性棘波

それでは今度は，側頭前部の棘波を学んでみましょう。

図49を見て下さい。

図6と同じような見方をすればいいわけですから，脳波の用語でお化粧すると，

「右側頭前部に局在性棘波が出現している」あるいは，「右側頭前部に限局して，（陰性の）棘波が出現している」

とあらわされるわけです。

このような側頭前部の局在性棘波は，とくに，まどろんでいる時にあらわれやすく，**複雑部分発作** complex partial seizure と呼ばれるタイプのてんかんでよく見られます。この複雑部分発作は，**精神運動発作** psychomotor seizure あるいは**側頭葉てんかん** temporal lobe epilepsy として古くから知られていました。

ここで，側頭前部の棘波について，どうしてもお話しておかなければならないことがあります。棘波，鋭波どちらにしても同じ話になりますから，ここでは鋭波としてお話しましょう。

実は，側頭前部の鋭波というのは，図49のように，「側頭前部に上向きにふれる，つまり陰性の鋭波が出現する」というあらわれ方をしないことが多いのです。

何ですって!?　それじゃ，どんなあらわれ方をするんですか？

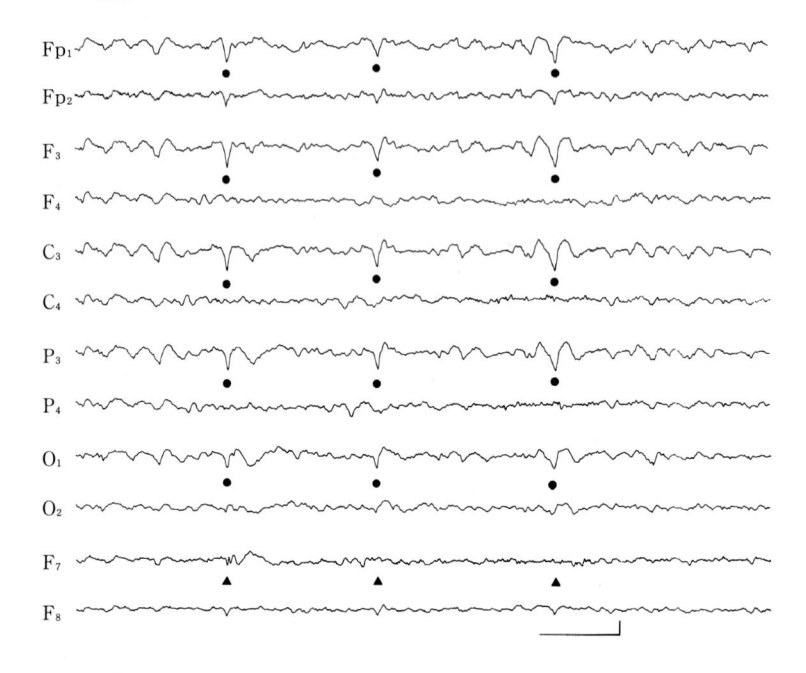

図50 基準導出記録でみられる見かけの陽性鋭波
　左の前頭極部（Fp_1），前頭部（F_3），中心部（C_3），頭頂部（P_3），後頭部（O_1）に同期して陽性鋭波がみられるが（●），左側頭前部（F_7）では，陽性鋭波はみられない（▲）（32歳）．

　図50を見て下さい。これは基準導出法で記録されています。
　左側のすべての場所に下向きにふれる不協和音がみられますね。おや！　よく見ると，下から2本目の列だけは下向きにはふれていないようです。
　今度は，図51を見て下さい。これは双極導出法で記録されています。

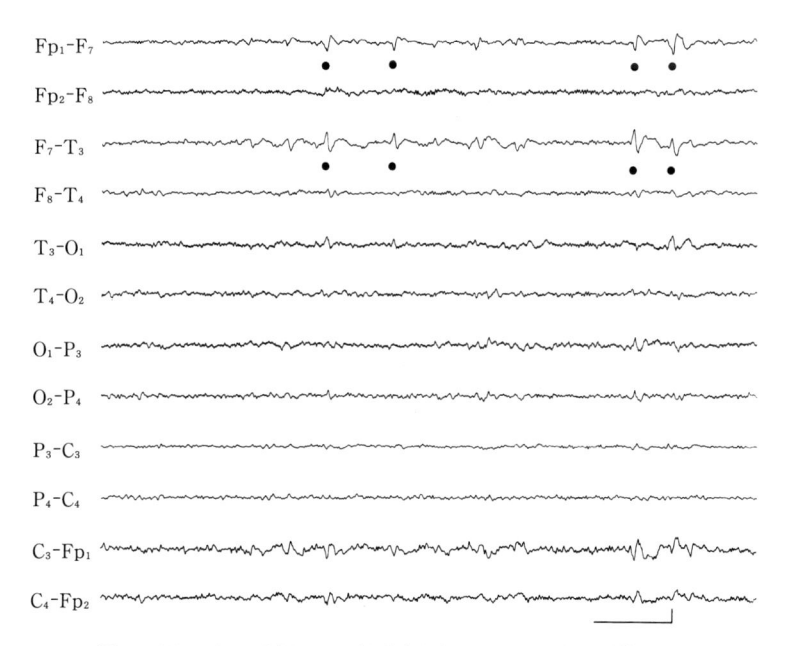

```
Fp₁-F₇
Fp₂-F₈
F₇-T₃
F₈-T₄
T₃-O₁
T₄-O₂
O₁-P₃
O₂-P₄
P₃-C₃
P₄-C₄
C₃-Fp₁
C₄-Fp₂
```

図51 図50と同一症例の,双極導出記録でみられる左側頭前部の局在性鋭波

左側頭前部を中心として(Fp₁-F₇, F₇-T₃),位相の逆転を示す鋭波が認められる(●).

　上から1本目の列の下向きにふれる不協和音と,上から3本目の列の上向きにふれる不協和音がお見合いをしているようですね。「お見合いをする」という言葉はどこかで聞いたことがあるでしょう？　そうです。第1章の「今,脳波はどうやってキャッチするの？」の項でお話しましたね。

　脳波の用語でお化粧してみましょうか。

図50は、「左前頭極部、左前頭部、左中心部、左頭頂部、左後頭部に同期して陽性鋭波が出現しているが、この時、左側頭前部では陽性鋭波は認められない」

図51は、「左側頭前部を中心に鋭波の位相の逆転が認められ、図50の所見とあわせて考えると、左側頭前部に局在性鋭波が存在すると考えられる」

という言い方をするわけです。

左側頭前部以外の場所ではすべて下向きに（陽性に）ふれるのに、左側頭前部だけはどうして下向きに（陽性に）ふれないと思います？

!!! ここは難しい

第1章の「今、脳波はどうやってキャッチするの？」の項でお話したように、基準電極である耳の電位はふつうは零であるわけです。ところが、複雑部分発作のように、耳に近い側頭前部にてんかん性異常波を認めますと、そこから異常波が伝わって、耳が電位をもつようになるのです。その結果、側頭前部が10の電位で、耳が7の電位になったと仮定してみましょう。

側頭前部以外の場所は零の電位ですから、耳の電位を引き算すると「$0-7=-7$」となって、マイナスになりますね。このため、陽性にふれることになるわけです。側頭前部はと言いますと、「$10-7=3$」となって、実際の10の電位よりは小さい陰性のふれ方をして、陽性にはふれないというわけです。このような陽性鋭波は、見かけ上のものですから、**見かけの陽性鋭波**と言い、複雑部分発作の発作間欠期の脳波は多くはこの形を

示します。その場合，双極導出記録で位相の逆転を確かめることがとても大切になってくるのですよ。

またこのような耳の変わり様を，**基準電極の活性化**と言ったり，**活性化基準電極** active reference electrode と言ったりします。

ちょっと難しかったですかね!? でもこのことはとても大切なことなのです。

> 少し難しかったですけど，理解できたように思います。もう少し，複雑部分発作のことを教えて下さい。複雑部分発作というのはどんなてんかん発作なのですか？

発作がはじまると，突然意識が失われ，一点をにらみつけるような眼つきとなってそれまで行っていた動作が止まります。この症状を**意識減損**と呼んでいます。間もなく，**口部自動症** oral automatism と言って，口をもぐもぐさせたり，つばを飲みこんだりする動作が見られるようになります。

衣服をまさぐったり，編物をしているようなしぐさが見られることもあります。**行動性自動症** behavioral automatism と呼ばれるこうしたしぐさは，一見するとまとまった行動のように思えるのですが，どこか奇妙な感じに映るのです。

発作の後は，これらの動作を覚えていないわけですが，発作がはじまる直前に，頭から急に血がひくような感じがした，急に胸が苦しくなった，考えが急に止まってしまうようだったといったいろいろな前ぶれを感じることが多いようです。

意識を失って，口をもぐもぐさせる症状は欠神発作の症状だったように思いますが？

よく気づきましたね。大したものです。

ふたつともよく似ていますので，症状だけからはなかなか区別できません。ここでは，脳波が大いに役立つのです。3 Hz 棘・徐波複合と側頭前部棘波という決定的な違いがありますから。

複雑部分発作の発作時脳波はどんな姿をしているのですか？

この発作では，脳波記録中に，偶然，発作が起こったとしても自動症などのために電極がはずれてしまい，発作の終わりまで脳波を記録するのは，とても難しいのです。

電極がはずれず，発作の始まりから終わりまで脳波を記録できた貴重な例がありますので，お見せしましょう。

!!! ここは難しい

図 52 がそれです。AからDまでの4枚の脳波に分かれていますが，これは発作の開始から終了までの連続記録なのです。

Aの途中で，すべての場所に7～8 Hz 波の群発があらわれますが（a），この時，「頭から急に血がひくような感じがした」という発作の前ぶれを認めています。3秒後には，すべての場所に，高電位の5～6 Hzθ波が突然あらわれ律動的に連なります。発作のはじまりです。bで突然眼を開き，一点をにらみつけるような眼つきとなりました。Bでは，7 Hzθ波が律動的に連なっています。cから，口をもぐもぐさせたり，つば飲みこみがさかんに見られます。呼びかけても，全く返事が返って

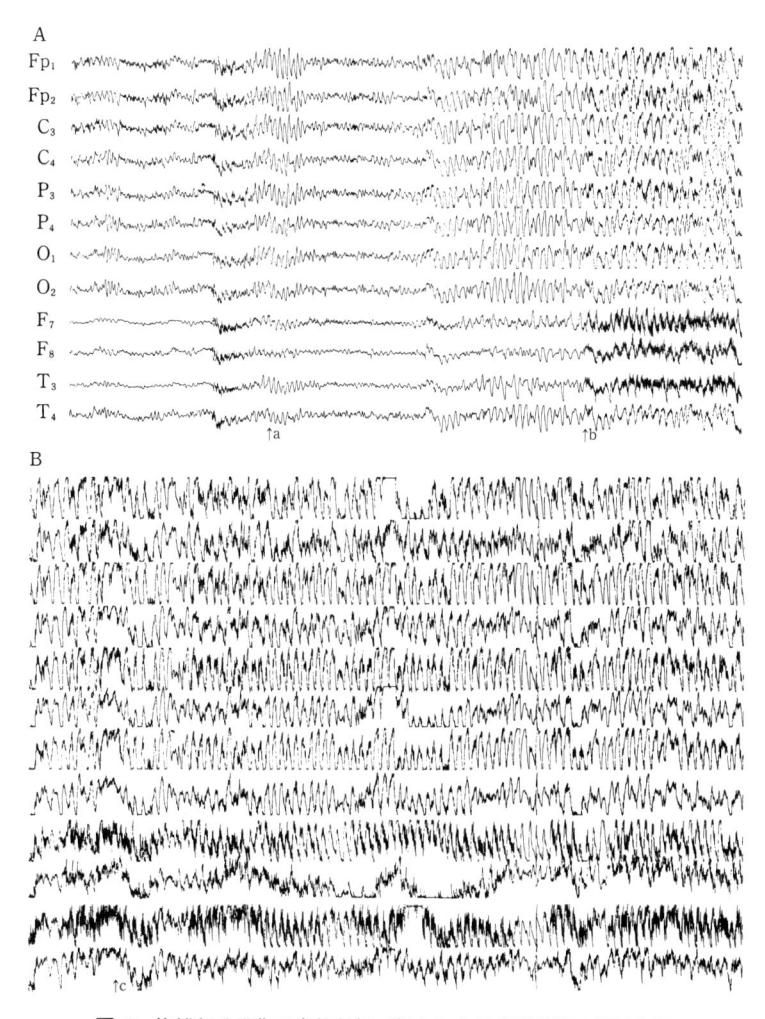

図52 複雑部分発作の自然記録で得られた発作時脳波の連続記録

Aの途中で，7〜8 Hz波の群発があらわれる（a）．3秒後，θ波が律動的に連なるようになり，Bでも変わらない．bで突然眼を開き，cから口をもぐもぐさせる．Cでθ波は律動的ではなくなる．Dで，δ波があらわれ，dで，突然発作は終わっている（30歳）．

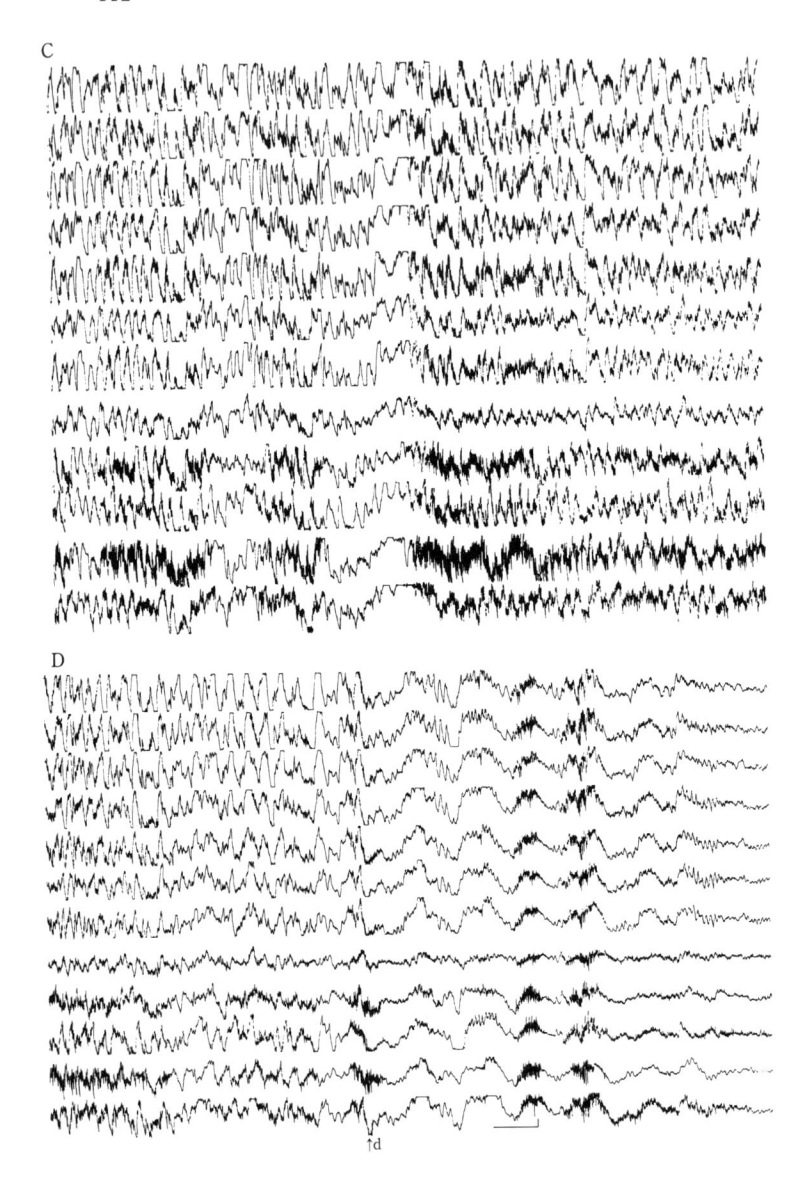

C

D

↑d

きません。Cで、律動的に連なるθ波がいったん途切れたあと、再び4〜6 Hzθ波があらわれるようになりますが、それほど律動的ではありません。口のもぐもぐ、つば飲みこみはそれほどさかんではありません。Dで、3 Hzδ波が混ざるようになり、dで、突然発作は終わっています。発作が終わると、脳波はすぐに発作がはじまる前の脳波にもどっており、この時には、呼びかけるとすぐに返事が返ってきました。発作が終わった後の回復は早いと言えますね。また、この連続記録から発作の持続時間はおよそ45秒であることがわかります。

このように、複雑部分発作の発作時脳波は、リズミカルな高電位徐波の連なりと言ってよく、これは、意識減損、口部自動症が見られる時期により目立つようです。

このリズミカルな高電位徐波は、広汎性にあらわれるのですね。

いい点に気づかれましたね。

図48でおわかりいただけたと思いますが、局在関連てんかんの発作時脳波は、ふつう、てんかん放電が存在する場所に限局して、棘波がリズミカルに出現するのですが、複雑部分発作の発作時脳波は、高電位徐波が広汎性にリズミカルに出現し、その姿が随分異なっているのです。

複雑部分発作は、発作間欠期にみられる棘波も、発作時脳波も、他の局在性棘波とは随分違ったあらわれ方をするのですね。

そのことに気づいていただければ、複雑部分発作の理解は随分深まったと思います。

9．側頭中部の局在性棘波

局在性棘波の最後になりましたが、今度は側頭中部にあらわれる場合を学んでみましょう。

図53を見て下さい。

やはり、図6と同じ見方をすればいいですから、脳波の用語でお化粧すると、

「右側頭中部に棘波が頻発している。この棘波は、右中心部に同時に出現することもある」

とあらわされるわけです。

このように側頭中部から中心部にかけてあらわれる局在性棘波は、**ローランド放電** rolandic discharge と呼ばれています。

ローランド放電という言葉はちょっと聞き慣れないですね。

側頭中部と中心部を結んだ線は、ちょうど脳で言えば、ローランド溝と呼ばれるしわにあたり、そのあたりから起こるてんかん性の放電という意味で、この呼び名が使われているわけです。

側頭中部の局在性棘波ではどんなてんかん発作が見られるのですか？

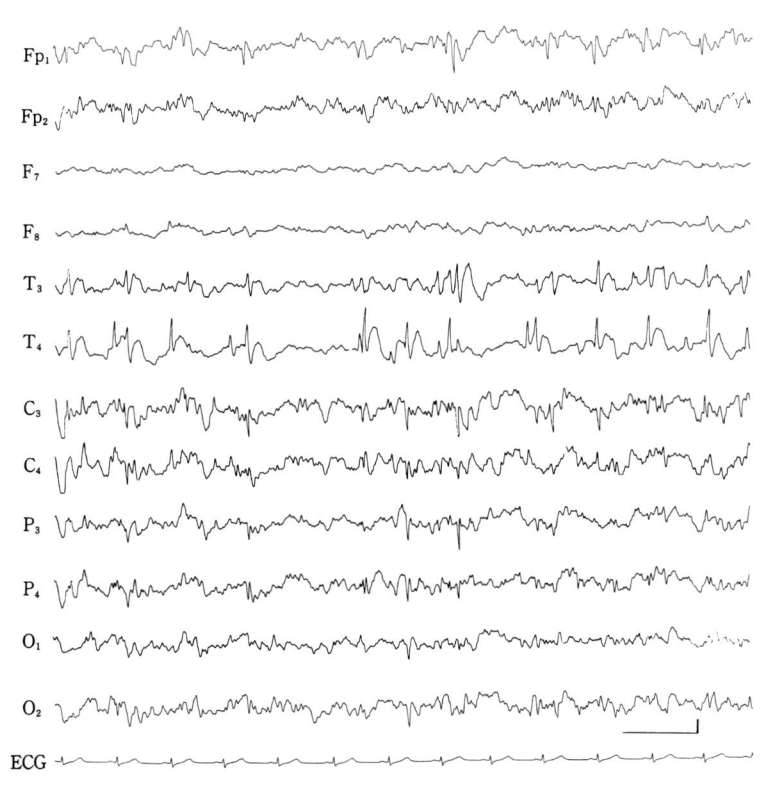

図53　ローランド放電
右側頭中部（T_4）に棘波が頻発している。この棘波は，右中心部（C_4）に同時に出現することもある（7歳）．

　側頭中部に局在性棘波が頻繁にあらわれるのですが，治療によって完全に治る小児てんかんの一群があることがわかり，**中心・側頭部脳波焦点をもつ良性小児てんかん** benign epilepsy of children with centrotemporal EEG foci, BECCT と呼ばれて注目されています。

　このタイプのてんかんは，6〜10歳に発病することが多いようです。眠っている時に，顔や口のけいれんが見られますが，治療によって完全に治すことができるのです。棘波が頻繁にあらわれますから，とても治りにくいように思われるかもしれませんが，実際はそれほど心配されることはないわけです。

　側頭中部については，もっとお話をしなければならないのですが，第5章「4．ウィケット棘波，6．精神運動発作異型」の項でお話させていただくことにします。

てんかんという病気では，随分いろいろな突発波が見られるのですね。

　その通りです。いろいろな突発波があるように，いろいろなタイプのてんかんがあることがおわかりいただけたと思います。

ちょっと変わった質問ですけど，このような突発波が何の症状もない人にあらわれることもあるのですか？

　そういうことが稀にあります。
　この場合は，てんかんと言うべきではないと思います。てんかんと決めるためには，何よりもまずてんかん発作が見られるかどうかが優先されるべきで，脳波の結果は補助的なものだと

第4章　いろいろな異常脳波の姿を知ろう　117

いうことを忘れてはいけません。

　さて，ここからは少し趣を変えて，てんかん以外の病気ではどんな突発波があらわれるのか学んでみましょう。

10．周期性同期発射

図54を見てみましょう。

　不協和音は鋭波だったり，鋭波に徐波が組み合わさったもののようです。

　このような不協和音が，すべての場所に，一定の間隔をおいて，リズミカルにあらわれていますね。不協和音のリズミカルな連なりが，まるで背景活動のようです。

　このような不協和音は，**周期性同期発射** periodic synchronous discharge, PSD と呼ばれ，**クロイツフェルト・ヤコブ病** Creutzfeldt-Jakob disease という病気でしばしば見られます。

　脳波の用語でお化粧してみましょうか。

「高電位の鋭波や，鋭波に徐波が組み合わさった波が，まるで背景活動のように，広汎性に，一定の間隔をおいて，律動的に出現している。周期性同期発射と思われる」
とあらわされるわけです。

クロイツフェルト・ヤコブ病というのはどんな病気なのですか？

　これは，クロイツフェルトという人とヤコブという人が報告

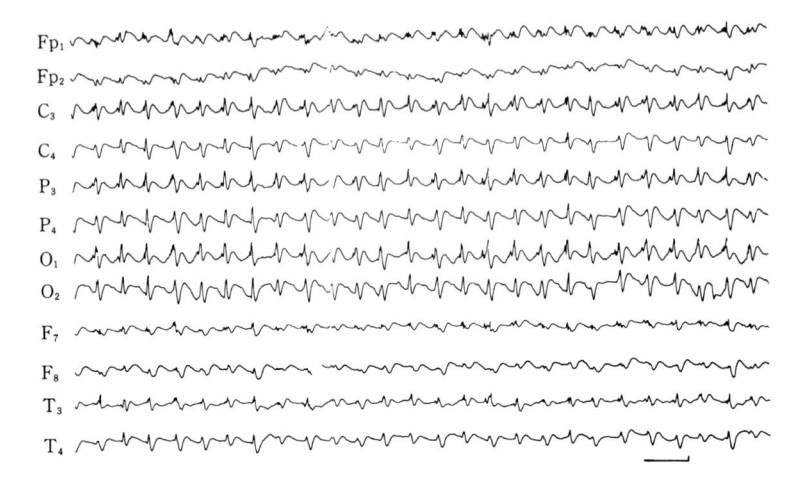

図54 周期性同期発射(1)
高電位の鋭波や，鋭波に徐波が組み合わさった波が，すべての場所に，一定の間隔をおいて，律動的に出現している（53歳）．実際の振幅の半分になるように調整して記録されている．

した脳の病気です。40〜50歳で発病し，忘れっぽくなった，うまく歩けなくなった，言葉がもつれてしまうといった症状ではじまることが多いようです。その後，認知症症状や運動障害がどんどん進んでいきます。顔や手足に，ミオクロニーと呼ばれるけいれんが頻繁に起こるようになり，遂には寝たきりとなって，死亡してしまいます。発病してから死亡するまでの期間は，数カ月から1年と言われています。

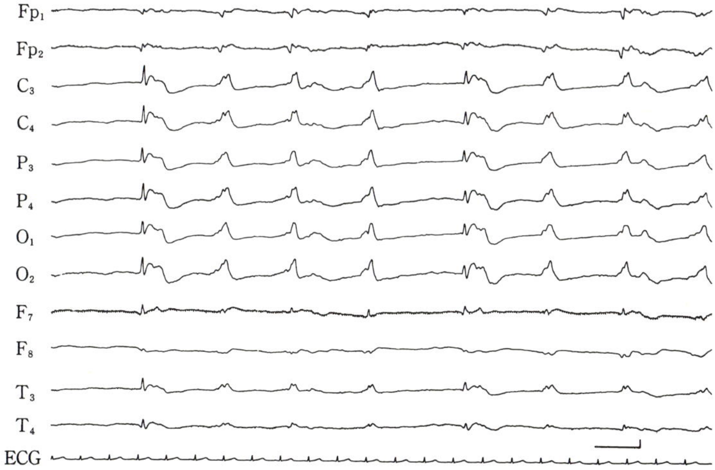

図55 周期性同期発射(2)
前図と同じ症例で，病気がさらに進み，死亡する少し前に記録された脳波．鋭波と鋭波の間隔は長くなり，その部分はほとんど平坦となっている．鋭波の振幅は小さくなり，尖り方も鈍くなっている．

プリオン病という病気を聞いたことがありますが，関連のある病気なのですか？

　プリオン病という病気は，異常プリオンが脳のなかに蓄積されてくる病気で，クロイツフェルト・ヤコブ病はそのなかの代表的なものです。狂牛病とかBSEという呼び名で世間をふるえあがらせたウシの病気もプリオン病のひとつなのですよ。

病気が進むと周期性同期発射の形も変わってくるのですか？

少し変わってきますね。

図55を見て下さい。

これは，図54と同じ患者さんの脳波なのですが，図54を記録した時期よりも病気がさらに進み，死亡する少し前に記録されたものなのです。

鋭波の振幅はもっと小さくなり（図54は，実際の振幅の半分になるように調整して記録されたものなので，このことを頭に入れて，ふたつの図の鋭波を比較して下さい），尖り方も鈍くなって丸味すら帯びています。

鋭波と鋭波の間隔が長くなって，その部分はほとんど平坦になっていることがわかります。この頃になると，ミオクロニーそのものも弱くなってきて，あらわれる回数も減ってくるのです。

11. 三相波

図56では，徐波と鋭波が組み合わさったような，独特の形をした不協和音が，まるで背景活動のように，すべての場所にリズミカルに連なっています。不協和音は，とくに左右の前頭極部で目立ちますね。

この独特の形をした不協和音は，**三相波** triphasic wave と呼ばれ，**肝脳疾患** hepatocerebral disease という病気でよく見られます。

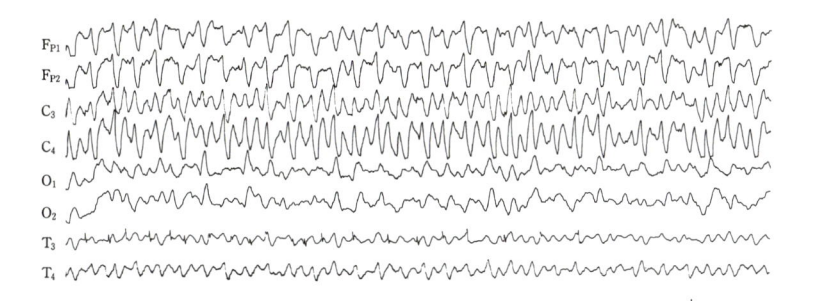

第4章　いろいろな異常脳波の姿を知ろう　121

図56　三相波
徐波と鋭波が組み合わさったような，いわゆる三相波がすべての場所に律動的に出現している（56歳）．

脳波の用語でお化粧してみましょうか．
　「三相波が広汎性に律動的に出現している．この三相波は，とくに両側前頭極部で目立つ」
とあらわせばよいわけです．

肝脳疾患というのはどんな病気なのですか？

　これは，肝臓の働き具合がとても弱まってきた結果，脳に障害が起こる病気です．意識障害が見られたり，羽ばたき振戦と言って，鳥が羽ばたいているような手のふるえが見られたりします．

三相波という呼び名の，三相というのはどういう意味なのですか？

図57 を見て下さい。

三相波が連なると，徐波と鋭波が組み合わさったような，独特の形をした波がリズミカルに連なります。連なる波のうち，鋭波の上向きにふれる部分（①），鋭波の下向きにふれる部分（②），徐波の上向きにふれる部分（③）の3つを三相と呼ぶのです。

<u>この病気では三相波は必ず見られるのですか？</u>

肝脳疾患では，三相波はよく見られるのですが，必ずというわけではありません。

また，たとえ見られたとしても意識障害が比較的軽い段階で見られるのがふつうですね。意識障害がすすんでとても重くな

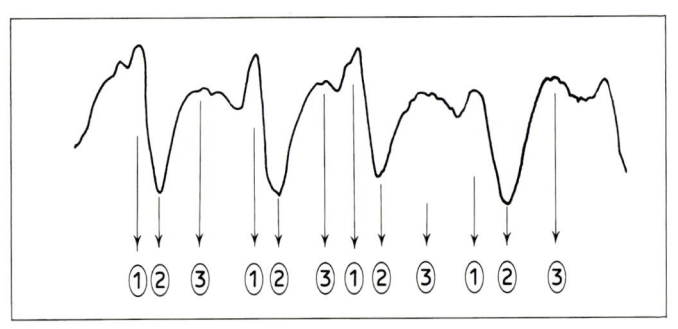

図57　三相波のしくみ
鋭波の上向きにふれる部分（①），鋭波の下向きにふれる部分（②），徐波の上向きにふれる部分（③）の3つを三相と呼ぶ．

ると，むしろ見られなくなるのです。

三相波が見られれば，肝脳疾患と診断してもよいのですか？

それは間違っています！
　脳波の異常所見から病名を決めてしまうことは慎まなければいけません。脳波は，病名を決めるうえでの道しるべにすぎないということを忘れてはいけません。

てんかん以外の病気でも，いろいろな突発波が見られるものですね？

やはりそう感じられましたか？　その通りなのです。

本当に奇妙な形をしたいろいろな突発波があるものですね。
　これで，てんかんやそれ以外の病気で見られるいろいろな不協和音，つまり突発波のお話は終わりにさせていただき，今度はサイン・ウェーブの連なり方やそれぞれの姿には，どんな異常があるか学んでみましょう。

2．サイン・ウェーブの連なり方やそれぞれの姿には，どんな異常があるのだろう？

1．広汎アルファパターンと低電圧脳波

正常脳波のモデル像がどんな姿をしているかについては，す

図58 広汎アルファパターン
8 Hzを主とした，おそいα波がどの場所に目立つというわけでもなく，すべての場所に連なって出現している（48歳）．

でにお話しました。周波数 10 Hz 前後の α 波が，後頭部にもっとも目立って，連続よくあらわれるということでしたね。

このなかで，「後頭部にもっとも目立って」，言い換えれば，「後頭部優位に」という点がとても大切なのです。

図58 を見てみましょう。

α 波がすべての場所にあらわれ，後頭部に目立つことはありません。周波数も 10 Hz よりおそく，8 Hz のものが多いよう

です。

脳波の用語でお化粧すると，

「8 Hz を主とした，周波数のおそい α 波が，どの場所に目立つというわけでもなく，広汎性，持続性に出現している」
とあらわされます。

このような脳波パターンは，**広汎アルファパターン** diffuse alpha pattern と呼ばれ，言ってみれば，「α 波の出すぎ」なわけです。

広汎アルファパターンがどんな姿をしているか，もう少し詳しく教えて下さい。

そうですね。

α 波がすべての場所にあらわれる，つまり広汎性であることは今お話しました。このほかにどんな姿をしているかと言いますと，連なってあらわれる，周波数が 8 Hz とおそくほとんど変わらない，振幅の変化もあまり見られないと言ったところでしょうか。

この逆はあるのですか？ つまりα波がほとんど見られないと言ったようなことは……。

ありますよ。

図59 を見てみましょう。

どの場所にも，α 波はほとんど見られず，α 波の出すぎとは

Fp₁ ─────────────
Fp₂ ─────────────
C₃ ─────────────
C₄ ─────────────
P₃ ─────────────
P₄ ─────────────
O₁ ─────────────
O₂ ─────────────
F₇ ─────────────
F₈ ─────────────
T₃ ─────────────
T₄ ─────────────

図59 低電圧脳波
どの場所も低電位の波におおわれ，全体が平坦に見える（51歳）．

ちょうど逆の形です。このような脳波パターンは，**低電圧脳波 low voltage EEG** と呼ばれています。

広汎アルファパターンや低電圧脳波はどんな場合に見られるのですか？

老化に伴って見られる脳動脈硬化症という病気や，頭に外傷を受けて脳の働き具合が少し弱まっている時などに見られることが多いようです。

しかし，低電圧脳波については，正常成人でも数％には見られると言われています。こんなことから，このふたつのパターンとも，異常と正常の境目あたりに位置していると考えられています。

2．α波の左右差

正常脳波では，α波が後頭部に目立ってあらわれることはすでにお話しましたが，このほか，α波の連なり方が左右でほぼ対称であることも大切でしたね。脳に障害が起こると，このα波の連なり方が左と右で違ってくることがあります。

図60を見て下さい。

左の後頭部では，50μV前後の10 Hzα波が連なってあらわれていますが，右の後頭部では，明らかなα波は見られません。

頭頂部や中心部でも，後頭部ほどではありませんが，左と右でα波の連なり方に違いが見られ，右の後頭，頭頂，中心部にわたる範囲に，脳の障害が起こっていることが考えられます。

このあらわし方は，脳波の用語でお化粧してもとくに変わるわけではありません。

> この患者さんでは，やはり脳に障害が起こっていたのですか？

脳の血管を写し出す検査を行ったところ，このあたりを走っている右後大脳動脈という血管の障害がみつかったのです。

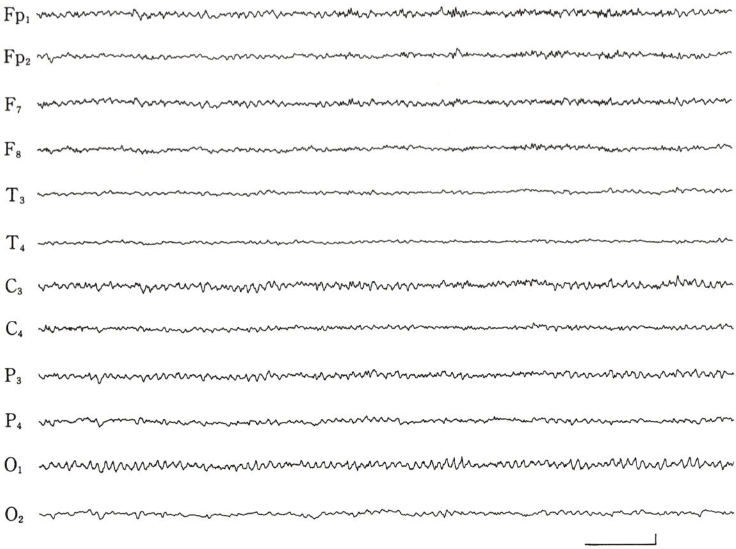

Fp₁ 〜〜〜〜〜〜〜〜〜〜〜〜〜〜〜〜〜〜〜〜〜〜〜〜〜〜〜〜〜〜〜〜

Fp₂ 〜〜〜〜〜〜〜〜〜〜〜〜〜〜〜〜〜〜〜〜〜〜〜〜〜〜〜〜〜〜〜〜

F₇ 〜〜〜〜〜〜〜〜〜〜〜〜〜〜〜〜〜〜〜〜〜〜〜〜〜〜〜〜〜〜〜〜

F₈ 〜〜〜〜〜〜〜〜〜〜〜〜〜〜〜〜〜〜〜〜〜〜〜〜〜〜〜〜〜〜〜〜

T₃ 〜〜〜〜〜〜〜〜〜〜〜〜〜〜〜〜〜〜〜〜〜〜〜〜〜〜〜〜〜〜〜〜

T₄ 〜〜〜〜〜〜〜〜〜〜〜〜〜〜〜〜〜〜〜〜〜〜〜〜〜〜〜〜〜〜〜〜

C₃ 〜〜〜〜〜〜〜〜〜〜〜〜〜〜〜〜〜〜〜〜〜〜〜〜〜〜〜〜〜〜〜〜

C₄ 〜〜〜〜〜〜〜〜〜〜〜〜〜〜〜〜〜〜〜〜〜〜〜〜〜〜〜〜〜〜〜〜

P₃ 〜〜〜〜〜〜〜〜〜〜〜〜〜〜〜〜〜〜〜〜〜〜〜〜〜〜〜〜〜〜〜〜

P₄ 〜〜〜〜〜〜〜〜〜〜〜〜〜〜〜〜〜〜〜〜〜〜〜〜〜〜〜〜〜〜〜〜

O₁ 〜〜〜〜〜〜〜〜〜〜〜〜〜〜〜〜〜〜〜〜〜〜〜〜〜〜〜〜〜〜〜〜

O₂ 〜〜〜〜〜〜〜〜〜〜〜〜〜〜〜〜〜〜〜〜〜〜〜〜〜〜〜〜〜〜〜〜

図60　α波の左右差
左の後頭部（O_1）では，10Hz α波が連続よく出現しているが，右の後頭部（O_2）では，明らかな α波は見られない（59歳）．

一般には，α波の左右差は，どんな場合に見られるのですか？

　頭部外傷や脳血管障害といったいろいろな原因で，脳の表面に近いところが部分的に障害された場合に，α波がよく出る後頭部の周辺でこうした左右差がとらえられやすいと言われています．

α波のほかにも左右差が見られることはあるのですか？

ありますね。

脳の表面に近いところが部分的に障害されますと、速波に左右差が見られることもあります。この場合、α波と同じように、障害された側で速波が見られなかったり振幅が低くなったりするのです。

このほか、脳腫瘍や脳出血などでやはり脳の表面が部分的に障害されますと、その場所にちょっと変わった形の徐波があらわれたり、眠っている時に左右対称にあらわれるはずの頭蓋頂鋭一過波や紡錘波が、障害された側にあらわれなかったりすることがあるのです。

そこで、次の項ではこの点について学んでみましょう

3．多形デルタ活動

図 61 を見て下さい。

左の前頭極部に、随分太った姿をしたサイン・ウェーブが連なってあらわれています。このサイン・ウェーブは、1.5〜3.0 Hz の δ 波のようで、ひとつひとつの形が不揃いです。

脳波の用語でお化粧すると、

「左の前頭極部に、1.5〜3.0 Hz の不規則で変化に富んだ高電位 δ 波が、持続性に出現している」

とあらわされます。

このような δ 波は、**多形デルタ活動** polymorphous delta activity あるいは **多形デルタ波** polymorphous delta waves と呼ばれるものです。

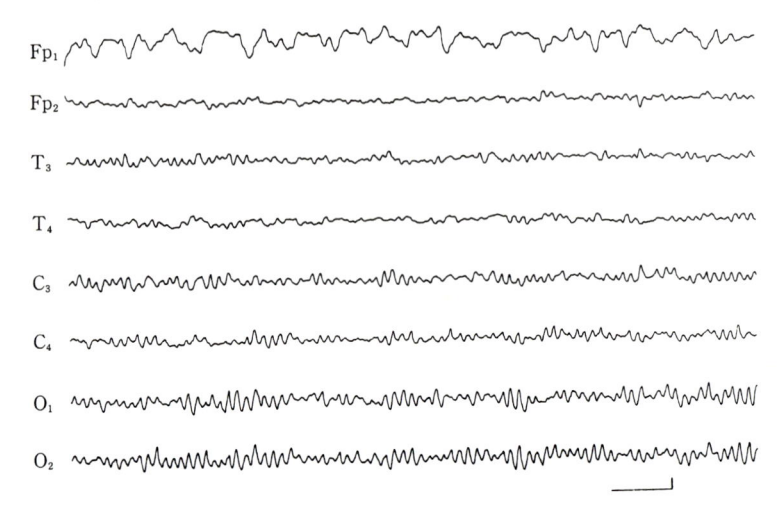

図61　多形デルタ活動
左の前頭極部（Fp₁）に，不規則で変化に富んだ高電位δ波が，持続性に出現している（18歳）.

多形デルタ活動はどんな形をしているか，もう少し詳しく教えて下さい。

　多形デルタ活動は，ふつう振幅が高く，その形も変化に富んでいます。ひとつひとつの形が不揃いであり，連なってあらわれることが多いですね。
　次の項でお話する単律動デルタ波と比べると，その姿がもっと浮き彫りになると思います。

多形デルタ活動はどんな場合に見られるのですか？

先ほどの α 波の左右差のところでお話しましたが、たとえば脳腫瘍というような脳の部分的な障害がある場合、脳波が出てくる皮質が直接障害されると、その場所から多形デルタ波が連なってあらわれます。実はこの図の患者さんも、左前頭葉の脳腫瘍だったのです。

多形デルタ活動はいつでもあらわれるのですか？

いつもあらわれるわけではありません。

障害がすすんで皮質が破壊されてしまうと、電気活動がなくなって、そこからの脳波は、ほぼ直線状、つまり平坦になってしまうのです。

このような脳の障害では、多形デルタ活動のほかに何か脳波に変化が見られますか？

図62を見て下さい。

これは眠っている時の脳波です。

右中心部と右頭頂部に紡錘波があらわれていますが、左側にはあらわれていませんね。

このように、眠っている時に、左右対称にあらわれるはずの頭蓋頂鋭一過波や紡錘波が、障害された側であらわれなくなり、**怠慢活動 lazy activity** と呼んでいます。これは怠けた活動という

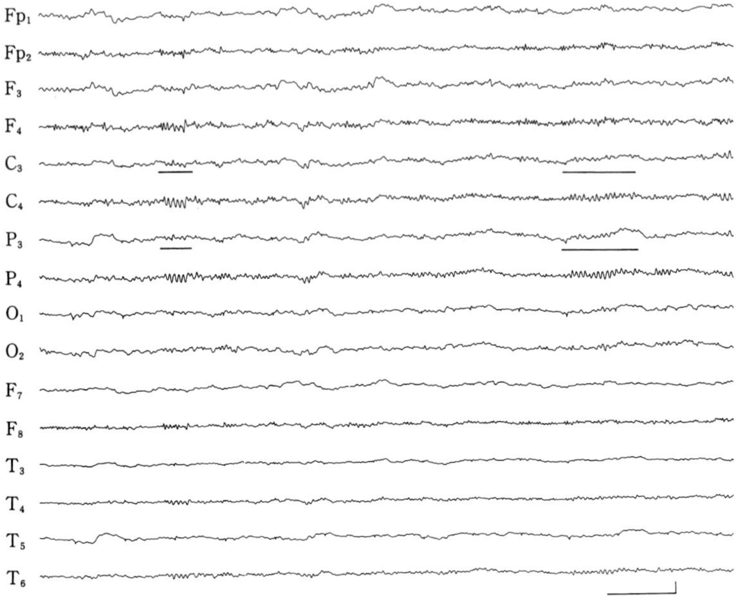

Fp₁ ~
Fp₂ ~
F₃ ~
F₄ ~
C₃ ~
C₄ ~
P₃ ~
P₄ ~
O₁ ~
O₂ ~
F₇ ~
F₈ ~
T₃ ~
T₄ ~
T₅ ~
T₆ ~

図62 怠慢活動
眠っている時の脳波．右中心部（C_4）と右頭頂部（P_4）に紡錘波があらわれているが，左側（C_3, P_3）には（下線部）あらわれていない（59歳）．

意味ですから，あらわれるはずの波があらわれないということなのです．

4．前頭部間欠律動性デルタ活動

図63を見て下さい．

左右の前頭極部に目立って，どうも不協和音が見られるよう

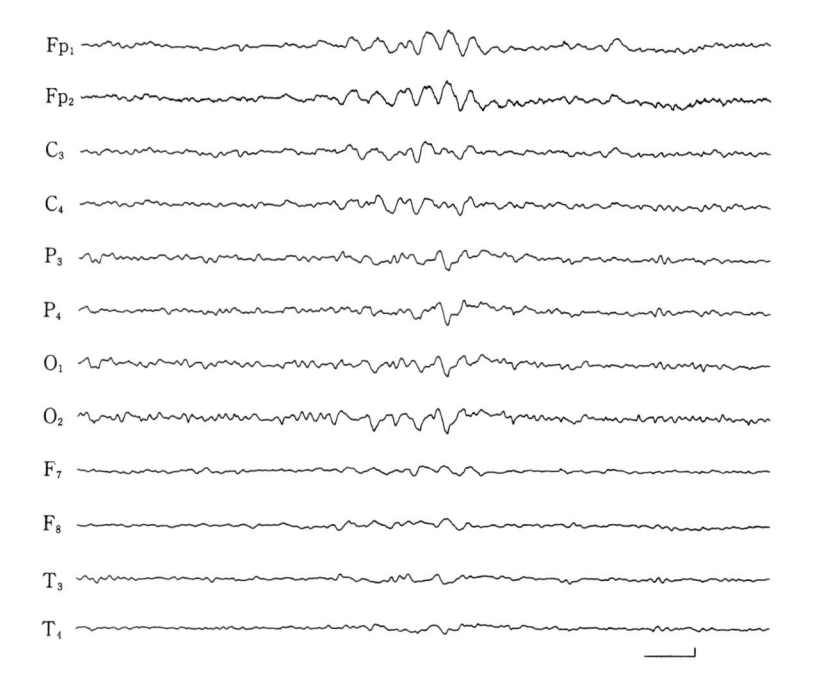

図63 前頭部間欠律動性デルタ活動
3 Hzの律動的なδ波が,群発する形で,前頭極部(Fp$_1$, Fp$_2$)優位に出現している.このδ波は,間隔をおいて,繰り返し(間欠的に)あらわれた(18歳).

です.

　不協和音の種類は,3 Hzのリズミカルなδ波で,群発の形であらわれています.この図だけではわかっていただけませんが,この不協和音は,間隔をおいて,繰り返しあらわれました.
　脳波の用語でお化粧すると,

「3 Hz の律動的な δ 波の群発が，両側前頭極部優位に間欠的に出現している」
とあらわされます。

このような突発波は，**前頭部間欠律動性デルタ活動** frontal intermittent rhythmic delta activity, FIRDA（フィルダ）と呼ばれるものです。

フィルダは，脳のどんな障害で見られるのですか？

たとえば脳幹などの脳の深い部分が障害されて，そこでの電気活動に乱れが生ずると，その乱れが遠く離れた皮質に伝わり，脳波の異常となってあらわれることがあります。このことは，第1章の，「脳波の出どころってどこなの？」の項ですでにお話しましたが，言ってみれば，脳波は脳の深部の情報を映し出す鏡のような一面ももっているわけです。この場合，皮質にあらわれる脳波の異常は，**単律動 δ 波**と呼ばれる，リズミカルな δ 波の群発であることが多く，これが前頭部にあらわれるものがフィルダなのです。

この図の患者さんも，第3脳室と呼ばれるところに腫瘍があったのです。

第3脳室も，やはり脳の深い部分にあって，そこでの電気活動の乱れが遠く離れた前頭部に伝わり，脳波の異常となってあらわれたわけですね。

ただ，フィルダは，これ以外にもさまざまな脳の病気であらわれますので，フィルダ イコール脳の深い部分の障害と考える

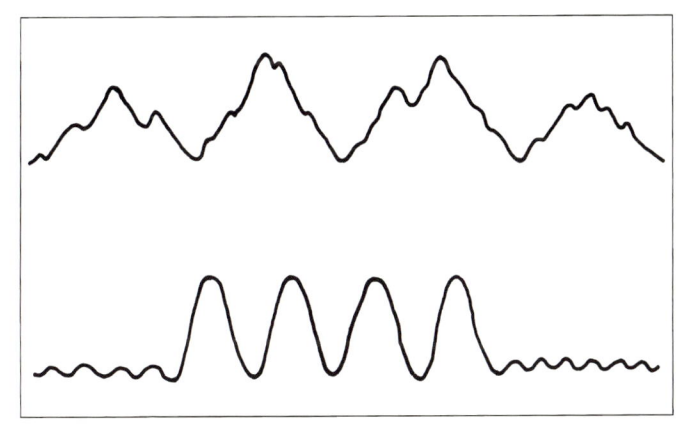

図64 多形δ波と単律動δ波の違いをあらわす模式図
上段は多形δ波，下段は単律動δ波をあらわす．多形δ波は，ひとつひとつの波の形が不規則で，周波数も不揃いであり，持続性に近い形であらわれる．単律動δ波は，波の形や周波数がよく揃っていてリズミカルであり，突発的にあらわれる．

のはよした方がいいでしょう．

単律動δ波という呼び名は，ちょっと聞き慣れないのでもう少し詳しく教えて下さい．

　単律動δ波は，いくつかのδ波が群発する形であらわれることが多いですね．ひとつひとつの形や周波数はよく揃っていて，リズミカルです．
　これに対して，多形δ波は，先ほどもお話しましたように，背景活動に混ざるようにあらわれ，ひとつひとつの形が不揃い

で変化に富んでいます。

図64を見て下さい。

このふたつを比べるために模式図をつくって見ましたが、形やあらわれ方が随分違うことがわかるでしょう。

このように、フィルダは群発する形であらわれますから、この章の、「1. いろいろな不協和音はどんな姿であらわれるの？」の項でお話すべきだったかもしれません。ただ、多形 δ 波と比べてもらいたいために、この項でお話することにしたのです。

このような単律動 δ 波が前頭部以外の場所に見られることもあるのですか？

あります。

子供で、脳の深い部分に腫瘍があるような場合は、後頭部にあらわれやすいのです。これは、**後頭部間欠律動性デルタ活動** occipital intermittent rhythmic delta activity, OIRDA（オイルダ）と呼ばれます。

このような遠くから伝わってくる異常波では、δ 波以外のサイン・ウェーブのこともあるのですか？　たとえば θ 波があらわれるとか……。

δ 波ではなくて θ 波があらわれることがあります。

この場合は、**前頭部**あるいは**後頭部間欠律動性シータ活動** frontal (occipital) intermittent rhythmic theta activity, FIRTA（フィル

タ），OIRTA（オイルタ）と呼ぶのです。

<mark>このような脳の障害では，フィルダのほかに何か脳波に変化が見られますか？</mark>

とくに見られません。

眠っている時の脳波でも，怠慢活動のような変化は見られず，頭蓋頂鋭一過波や紡錘波も左右対称にあらわれます。

<mark>脳の表面に近いところが障害された場合と，脳の深い部分が障害された場合では，異常脳波のあらわれ方が随分違いますね。</mark>

とてもいいことに気づかれましたね。

佐野が，この違いを見事に模式図にあらわしていますので，それを見ながらもう一度おさらいしてみましょう。

図65 がそれです。

上段は，障害が脳の表面にあって皮質が直接侵された場合をあらわしています。

起きている時には，多形 δ 波が見られたり脳波が平坦になってしまいます。眠っている時には紡錘波があらわれず，いわゆる怠慢活動が見られます。

下段は，障害が脳幹などの脳の深い部分にある場合をあらわしています。

起きている時には，単律動 δ 波が見られますが，眠っている時には紡錘波があらわれないということはありません。

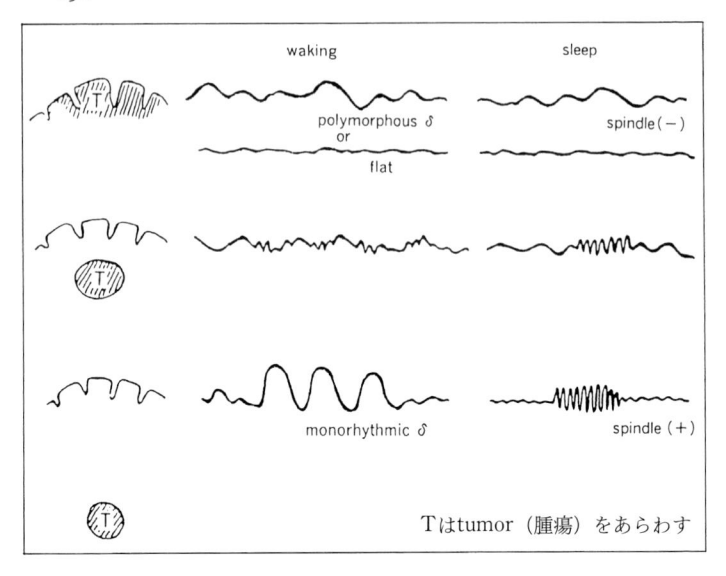

図65 障害の深さが違うと脳波の変化のしかたも違ってくることをあらわす模式図（佐野，1959）

中段は，障害が中間の深さ，言ってみれば皮質より少し下にあるような場合をあらわしています。

起きている時には，多形δ波があらわれますがα波やθ波も混ざってきます。眠っている時には，紡錘波があらわれないということはありませんが，形にいくらか崩れが見られたりします。

5．入眠時レム期

図66と図67のふたつを見比べてみましょう。

ふたつとも，うとうととまどろんでいる時，言い換えれば眠

第4章　いろいろな異常脳波の姿を知ろう　139

りに入る時のものです。

　脳波の下に，EOG$_1$，EOG$_2$と記されていますが，これはelectrooculogramのことで，眼の動きをあらわしています。脳波のほかに，こうしたいろいろな身体の現象を同時に記録する方法をポリグラフィpolygraphyと呼ぶことはすでにお話しました。

　このふたつの図はどこが違うと思います？

　脳波はよく似ていますね。眼の動きが，図67では，ゆっくりしたおそいリズムであるのに，図66のそれは，階段状の速いリズムであることに気づきません？

　図67が，健康な入眠時の姿なのです（この図は図19と同じものです）。

　図66をよく見ると，これと似た図をどこかで見たはずです。そうです。図27のレム期の姿と瓜二つなのです。図66は，眠りの深さがまさにレム期であることをあらわしており，眠りに入る時にレム期が見られたことになります。

　脳波の用語でお化粧するとしても，おおよそこの通りにあらわしてやればよいのです。

　このような現象は，**入眠時レム期** sleep onset REM periodと呼ばれ，**ナルコレプシー** narcolepsyという病気でよく見られます。

ナルコレプシーというのはどんな病気なのですか？

　この病気は，俗に，居眠り病とも呼ばれていて，眠りに関係したいろいろな症状が見られます。

Fp₁

Fp₂

F₇

F₈
T₃

T₄

C₃

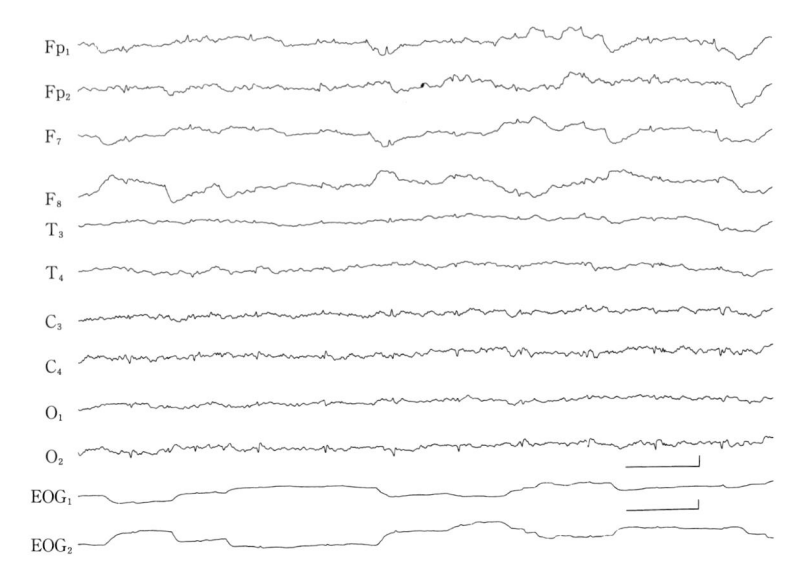

C₄

O₁

O₂

EOG₁

EOG₂

図66 入眠時レム期

眠りについてまもなくあらわれたパターン．脳波は入眠期の姿によく似ており，眼球運動（EOG）は，階段状の速いリズムである（45歳）．

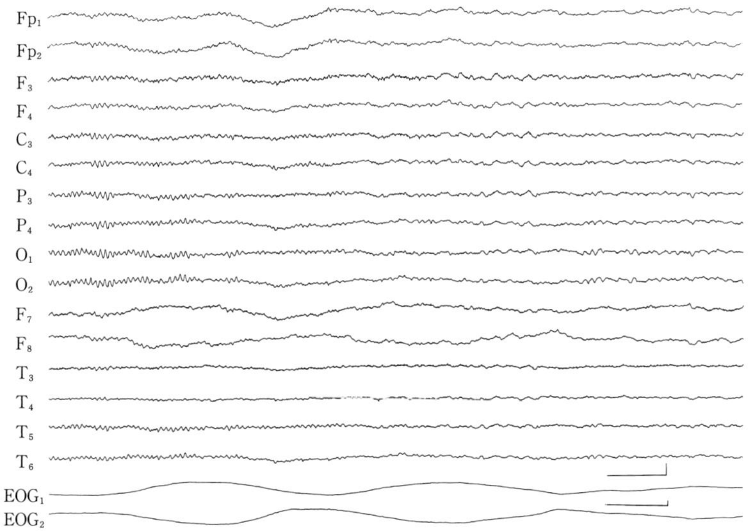

第4章　いろいろな異常脳波の姿を知ろう　141

図67　健康な入眠時の姿（図19の再掲）
低電位のθ波が不規則に出現し，低電位のβ波をまじえて，全体がさざ波立つ水面のようにみえる．眼球運動（EOG）は，ゆっくりしたおそいリズムである．

このなかでも、**睡眠発作** sleep attack という症状がもっともよく知られています。

　これは、日中耐えられないような眠気に襲われ、数分から数十分眠ってしまうのです。日中の眠気なんて、日々の生活ではよく感ずることではないかとお思いでしょうが、この発作は、たとえば緊張を強いられる会議の司会をやっている最中などに、突然、眠ってしまうので、周りの人を驚かせてしまうのです。

　脱力発作 cataplexy（カタプレキシー）といって、怒った時や笑った時などに姿勢を保つことができずに、ガクンと座り込んでしまうこともあります。これは、先にお話しました、レンノックス・ガストー症候群で見られる沈みこむように倒れる発作と似ていますが、レンノックス・ガストー症候群のそれとは違って、座り込んでしまうのが自分でもよくわかるのです。

　また、眠りに入る時に、たとえば、亡くなったはずの祖父が枕元に座っていたといった生々しい幻覚が見られることもあり、これは**入眠時幻覚** hypnagogic hallucination と呼ばれています。

　このほか、**睡眠麻痺** sleep paralysis と言って、眠りに入る時に、金縛りにあったように、体が動かないことに突然気づいたりすることもあるのです。

入眠時レム期という呼び名はちょっと聞き慣れないので、もう少し詳しく教えて下さい。

　第3章の、「2．眠りにつくと、脳波は変わる」の項でもお話しましたが、健康な眠りでは、眠りはじめると、入眠期、軽睡

第4章 いろいろな異常脳波の姿を知ろう 143

眠期,中等度睡眠期,深睡眠期と言ったノンレム期が70〜80分間つづいたあとにはじめてレム期があらわれるのですが,この病気では,眠りについてまもなくレム期となるのです。入眠するとレム期があらわれるわけですから,これを入眠時レム期と呼ぶわけです。

ナルコレプシーでは,このほか,何か脳波に変化は見られますか？

見られます。

第3章の,「1．正常脳波のモデル像」の項で,正常脳波であるためには,眼を開けるとα波の連なりが消えたり,著しく弱まったりするアルファ減衰,言ってみればα波のブロックが必要であるとお話しました。

ところが,この病気では,いつも眠気を感じているものですから,脳波では,まどろんでいる時の低電位β波やθ波が見られ,α波の連なりはあらわれないわけです。

こんな時に,眼を開けさせると,α波が連なってあらわれるようになり,正常脳波とは逆の反応を示すのです。これを**逆説アルファブロック paradoxical alpha blocking** と呼び,この病気で見られる大切な脳波の変化なのです。

6．広汎性徐波異常脳波——意識障害の脳波

図68と図69を見比べて下さい。

図68は,図7と同じ図を使っていますから,なじみがあるは

ずです。

ふたつとも，太った姿のサイン・ウェーブが全体をおおっていて，不協和音はどこにも見られません。

どこが違うと思います？

サイン・ウェーブの太り方が違いますね。

図68では，たっぷり太った姿のδ波が主役をなしているのに比べ，図69では，同じように太っているとは言っても，太り方がさほど目立たないθ波が主役をなしています。

実は，このふたつの図は，同じ患者さんの脳波なのです。

図68は，意識障害がもっとも重い，昏睡と呼ばれる状態で記録されたものなのです。この状態では，呼びかけたり，体を強くつねっても何の反応も見られません。

図69は，それから3日後，意識障害がもっと改善して，昏迷と呼ばれる状態で記録されたものなのです。この状態では，大声で呼びかけたり，体を強くつねると目覚めるようになります。

このふたつの図を見比べていただいたのは，意識障害が改善していくにつれて，サイン・ウェーブの姿が変わっていく，言い換えれば，主役をなすサイン・ウェーブがδ波からθ波へと姿を変えていくということをわかってもらいたかったのです。

このことを脳波の用語でお化粧してみましょうか。

「昏睡時には，脳波は，中等電位の2～3 Hzδ波が，広汎性，持続性に出現し，4～5 Hzθ波も混在するパターンを示す。3日後の脳波は，中等電位の6～7 Hzθ波が，広汎性に，ほぼ持続して出現するパターンへと変化し，異常の度合いは軽くなっている。臨床的にも昏迷の状態になり，意識障害は改善

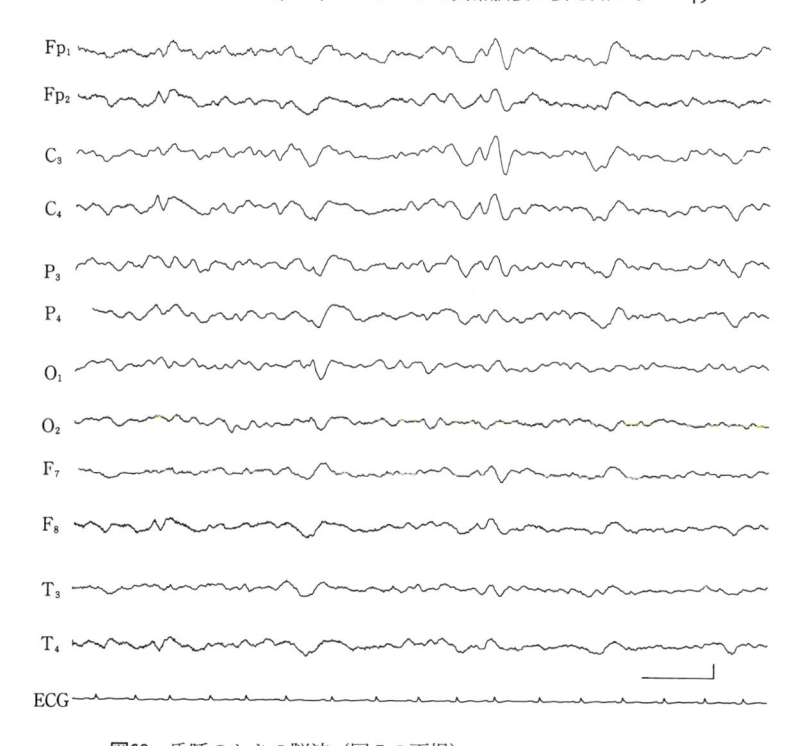

図68 昏睡のときの脳波（図7の再掲）
中等電位の2～3 Hz δ波が，すべての場所に，目立って出現し，4～5 Hz θ波も混ざっている（54歳）．

してきていると思われる」
とあらわしてやればよいのです。

昏睡や昏迷という言葉はどうも聞き慣れません。意識障害が重さによってどのように分けられるか教えて下さい。

Fp₁ ～～～

Fp₂ ～～～

C₃ ～～～

C₄ ～～～

P₃ ～～～

P₄ ～～～

O₁ ～～～

O₂ ～～～

F₇ ～～～

F₈ ～～～

T₃ ～～～

T₄ ～～～

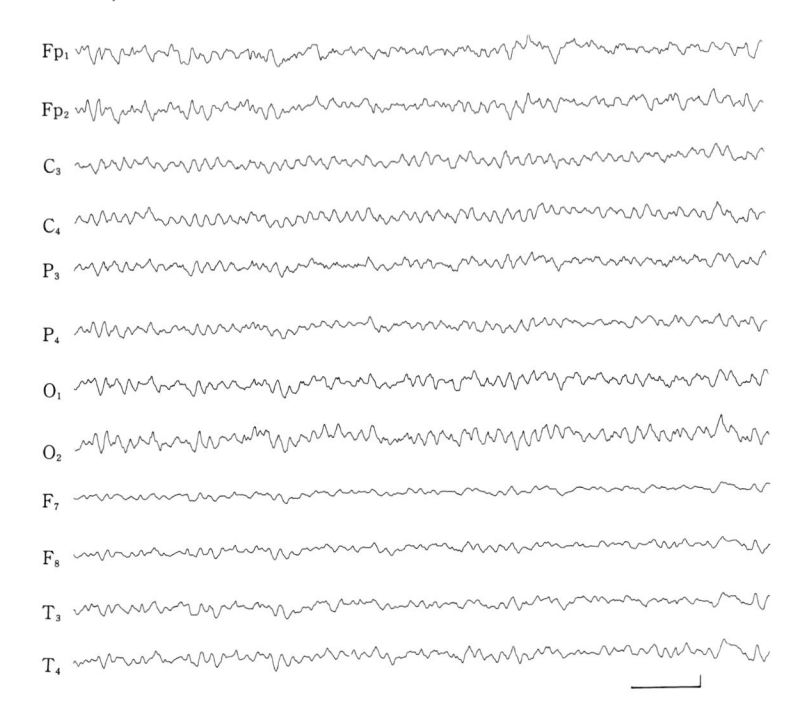

図69 前図と同じ症例で，意識障害がもっと軽くなったときの脳波 中等電位の 6～7 Hz θ波が，すべての場所に，ほぼ持続して出現している．

　意識障害は，その重さによって，おおよそ次の 4 つに分けられると理解して下さい．

　もっとも重い状態は，**昏睡**(こんすい)と呼ばれ，大声で呼びかけたり，体を強くつねっても何の反応も見られません．

昏睡より軽い状態は，**昏迷**あるいは**昏眠**と呼ばれます。この状態では，大声で呼びかけたり，体を強くつねると目覚めますが，すぐまた元の状態に戻ってしまいます。

　昏迷より軽い状態は，**傾眠**と呼ばれます。この状態では，ごくふつうの呼びかけで容易に目覚めますが，放っておくと眠ってしまいます。

　もっとも軽い意識障害は，**明識困難状態**と呼ばれます。この状態では，周りからは，何となく注意が集中していない程度にしか見えませんが，後でこの間のことをよく思い出せないのです。

意識障害の重さが変わっていく様子を見るのに，脳波はとても役立つのですね。

　その通りです。

　第2章の，「1．サイン・ウェーブの姿を知ろう」の項でもお話しましたが，意識障害が重くなるにつれて，主役をなす波がθ波からδ波へと変わっていくのがふつうです。

　このように，サイン・ウェーブの主役がθ波からδ波へと変わっていくにつれて，脳波の異常の程度，言い換えれば異常の度合いも重くなるわけです。

　ただ，ここで注意しなければならないのは，同じ患者さんで見比べていくことが大切だということです。同じ患者さんの意識障害の重さが変わっていく様子を見るのに，脳波の異常の度合いはとても役立ち，意識障害が重くなっているのか軽くなっているのかおおよそわかるわけです。

==意識障害は，いろいろな病気が原因となって起こるわけですが，脳波の姿から，どんな病気が原因となっているかわかるのですか？==

　それは無理です。
　原因となる病気が違っても，意識障害の脳波は同じような姿しかあらわしません。
　つまり，δ波やθ波が全体をおおうような姿しかあらわさないのです。
　脳波で意識障害がどの程度重いものかはわかっても，原因となる病気の種類はわからないということでしょうね。
　ただ，先にお話しました肝脳疾患で見られる三相波や，クロイツフェルト・ヤコブ病で見られる周期性同期発射の場合は少し違ってきますが……。

==意識障害がもっとも重い状態が昏睡と呼ばれるとお話していただきましたが，昏睡がさらに深くなって生きるか死ぬかの瀬戸際に立たされると，脳波はどんな姿になっていくのですか？==

　昏睡状態ではδ波が主役をなすとお話しました。
　図68をもう一度見て下さい。
　このようなδ波は中等電位のものが多いことがわかると思います。
　昏睡がさらに深くなると，図70のように，電位が低くなっ

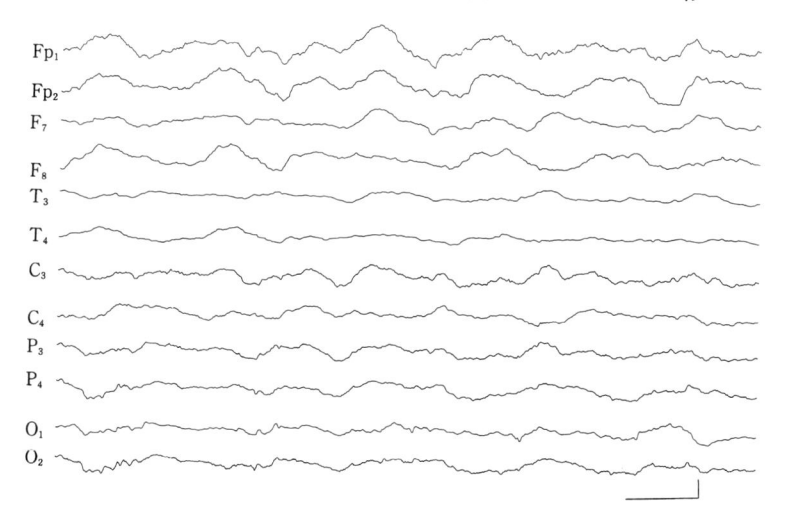

```
Fp₁
Fp₂
F₇
F₈
T₃
T₄
C₃
C₄
P₃
P₄
O₁
O₂
```

図70 昏睡が一段と深くなったときに見られる脳波
δ波がすべての場所に目立って出現しているが,低電位で形の不規則なものが多い(64歳).

て,δ波の周波数もさらにおそくなり,形も不規則になってくるのです。

次に図71を見て下さい。

やがて電気活動の見られない,言い換えれば平坦な部分があらわれるようになり,広汎性徐波の群発と平坦な部分が交互にあらわれるようになってきます。これを **群発・抑圧交代 burst suppression** と呼んでいます。徐波が群発する部分,バーストと抑圧された部分,サプレッションが交互にあらわれるという意味で,こう呼ばれているのです。

さらに意識障害が重くなると,遂には脳が全く働かなくなっ

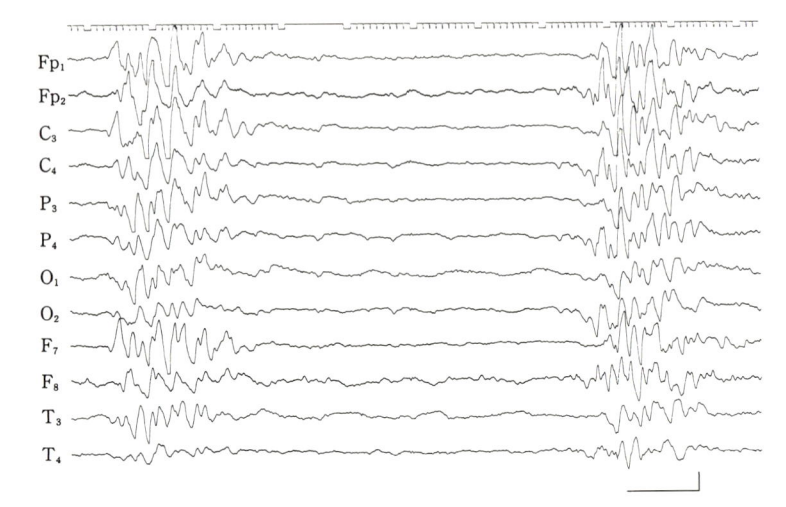

図71 昏睡が一段と深くなったときにみられる脳波
徐波が群発する部分と平坦な部分が交互にあらわれている（64歳）．

てしまう，脳死と呼ばれる状態を迎えます。

図72がそれです。

すべての場所でほぼ直線状，つまり平坦な脳波となっており，これを**無活動，脳波記録の** inactivity, record of electrocerebral あるいは**平坦脳波** flat EEG と呼んでいます。

脳死は，今盛んに論議されマスコミでもよくとりあげられていますが，脳死であると決めるのに脳波はとても大切なのですね。

脳死を人間の死とするかどうか，今盛んに論議されていると

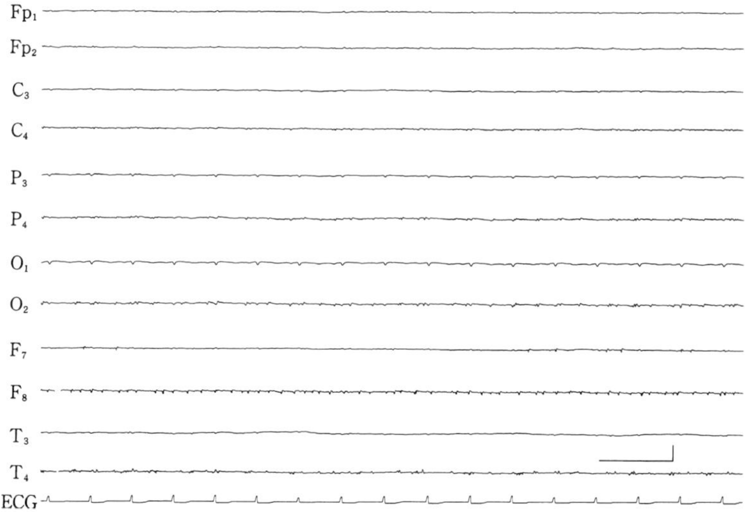

```
Fp₁ ————————————————————
Fp₂ ————————————————————
C₃  ————————————————————
C₄  ————————————————————
P₃  ————————————————————
P₄  ————————————————————
O₁  ————————————————————
O₂  ————————————————————
F₇  ————————————————————
F₈  ————————————————————
T₃  ————————————————————
T₄  ————————————————————
ECG ∿∿∿∿∿∿∿∿∿∿∿∿∿∿∿∿∿∿∿∿
```

図72 平坦脳波
脳死に近いときの脳波.すべての場所で,脳波は平坦となっている(64歳).

ころですが,それはさておき,脳死であるかどうかを決めるのに,脳波検査は決して欠かすことができないのです。言い換えれば,脳波を検査しないで脳死であると決めることは許されないのです。この場合の検査は,日常行われている検査と違っていろいろな条件が決められています。

たとえば,そのなかのいくつかをあげますと,

(1)少なくとも左右の前頭極部 (Fp_1, Fp_2),中心部 (C_3, C_4),後頭部 (O_1, O_2),側頭中部 (T_3, T_4) の8つの場所と左右の耳 (A_1, A_2) に電極をとりつけて,基準導出,双

極導出についてそれぞれ 30 分の連続記録を行い，6 時間以上たった後に再び同じ条件で記録を行うこと，

(2)日常の脳波検査では 50 μV が 5 mm になるよう調整していますが，これを 50 μV が 20 mm になるまで感度を上げて記録を行うこと，

(3)紙送りの速さもいろいろ変えて記録を行うこと，

(4)大声で呼んだり，体を強くつねっても脳波が変わらないかどうか，少なくとも 5〜6 回は調べること

といった具合です。

脳死であるかどうかを決めるための脳波検査は大変なのですね。

その通りです。

ひとりの人間が生と死の境目にあるわけですから，検査は入念に行われなければいけないということですね。

3．ちょっと風変わりな異常脳波があることも知っておこう

1．アルファ昏睡

図 73 を見て下さい。

サイン・ウェーブが全体をおおっていて，不協和音はどこにも見られません。

サイン・ウェーブの周波数は 9〜12 Hz で α 波の範囲内にあ

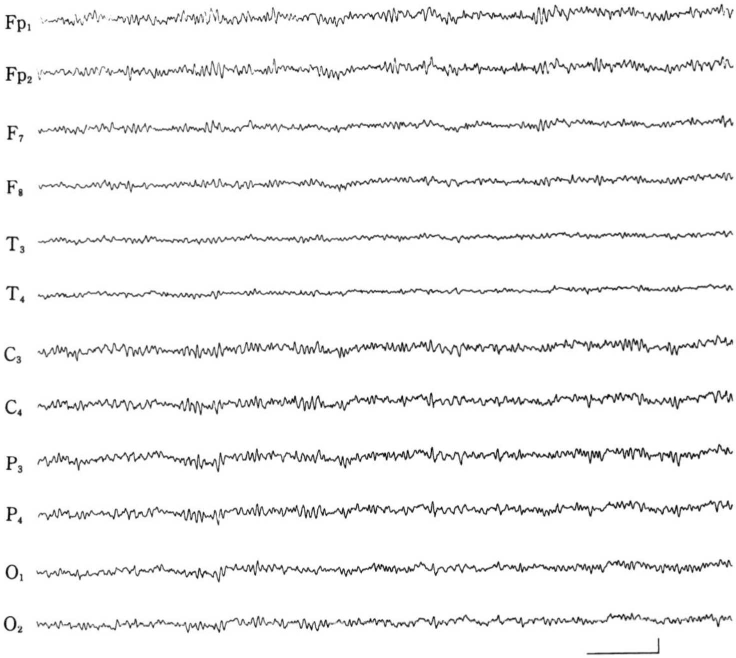

第4章　いろいろな異常脳波の姿を知ろう　153

Fp₁ に相当する箇所の波形

（脳波トレース：Fp₁, Fp₂, F₇, F₈, T₃, T₄, C₃, C₄, P₃, P₄, O₁, O₂）

図73　アルファ昏睡
昏睡のときの脳波．9〜12 Hzの α 帯域の波が，すべての場所に，連なってあらわれている．この波は，前頭極部（Fp₁，Fp₂）に目立つ（22歳）．

ります．すべての場所に連なってあらわれますが，左右の前頭極部に目立つようです．
　全体として見れば，図58のような広汎アルファパターンに似ていますが，いずれにしても際立った異常とは思えません．
　ところがそうではないのです！

この脳波が記録された時の患者さんの状態は、もっとも重い意識障害、昏睡だったのです。呼びかけても全く反応しませんし、体のあちこちを強くつねっても反応は見られません。

!!! ここは難しい

先にもお話しましたように、昏睡といった、もっとも重い意識障害の時には、サイン・ウェーブのなかでも、δ波やθ波が全体をおおうわけです。ところが、この図では、昏睡であるのにα波の範囲内の波が全体をおおっていて、ちょっと風変わりな姿をしています。このような状態を、**アルファ昏睡** alpha-comaと呼んでいます。

脳波の用語でお化粧してみましょうか。

「脳波では、周波数9〜12 Hzのα帯域波が、広汎性、持続性に出現している。このα帯域波は、両側前頭極部に目立つ。臨床的には、昏睡状態であることから、アルファ昏睡の脳波と思われる」

とあらわしてやればよいのです。

この図を説明される時に、α波の範囲内の波であると言われましたね。α波と言ってはいけないのですか？

言わない方がよいと思います。

α波というのは、正常脳波のモデル像に見られるような、8〜13 Hzの波なわけで、正常脳波の基本的なリズムとも言えるものなのです。

これに対して、アルファ昏睡で見られるα波の範囲内にある波、言い換えればα帯域波は、たまたま周波数がα波の範囲内

第4章　いろいろな異常脳波の姿を知ろう　155

にあるというだけのことで，正常脳波のリズムである α 波とは性質が違うわけです。

アルファ昏睡で見られる α 帯域波は，前頭部で目立つのですね？

いいことに気づかれましたね。その通りです。

正常脳波のモデル像に見られる α 波が後頭部で目立つのに比べ，このような α 帯域波は，前頭極部や前頭部で目立ちます。

まだお話しておきたいことがあります。

ふつうの脳波検査では，検査中，眼を開けて，眼を閉じてという指示が何度か繰り返され，それに対して開閉眼がスムーズに行われるわけです。眼を開けた時の脳波の変化を調べることがとても大切であることはこれまで何度かお話してきました。

ところが，アルファ昏睡の場合は，眼を開けてと指示しても何の反応も見られませんから，脳波の変化も調べようがないわけです。

また，強くつねったり，周りから音を出しても脳波は全く変わりません。こうしたことが，アルファ昏睡の脳波であると決めるのにとても役立つのです。

アルファ昏睡はどんな場合に見られるのですか？

脳幹が障害されて，働き具合が弱まった時に見られると言わ

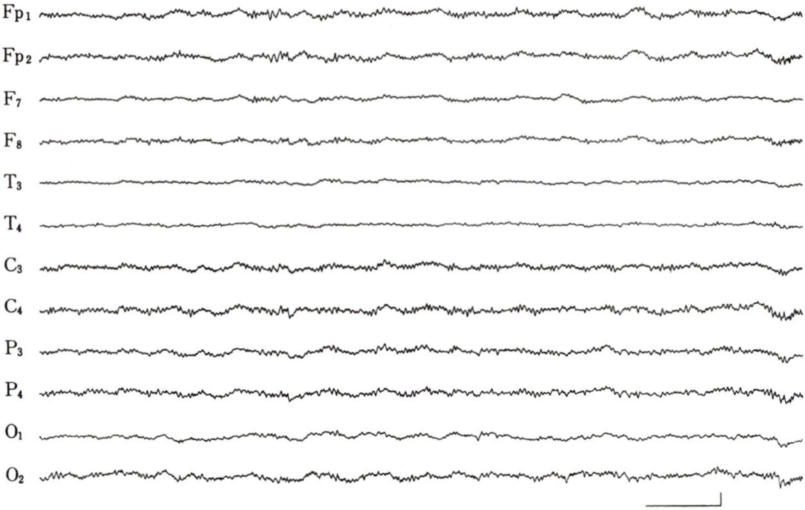

```
Fp₁
Fp₂
F₇
F₈
T₃
T₄
C₃
C₄
P₃
P₄
O₁
O₂
```

図74 ベータ昏睡
重い意識障害のときの脳波．広汎性に，β帯域波が持続性に出現している（30歳）．

れていますが，ある種の薬の中毒で見られることもあるようです．

このような意識障害では，α帯域波ではなくて，ほかの波が見られることもあるのですか？

あります！
図74を見て下さい．
意識障害が重い時に，β波の範囲内の波が，広汎性，持続性に

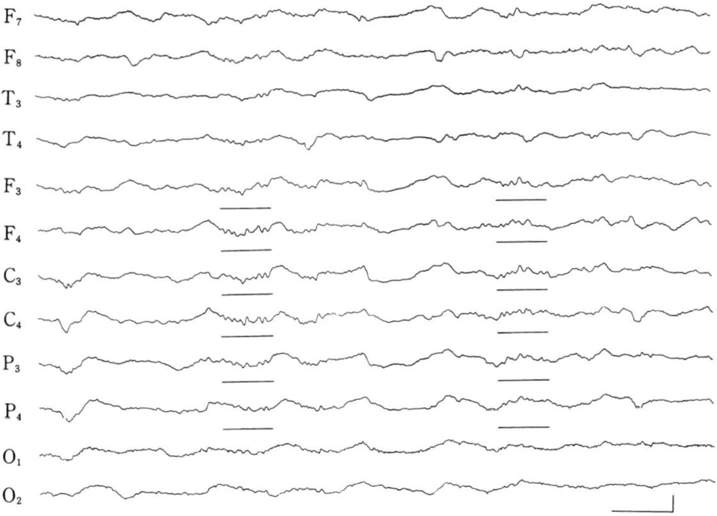

図75　紡錘波昏睡
意識障害のときの脳波．中心部（C_3, C_4），頭頂部（P_3, P_4），前頭部（F_3, F_4）に，紡錘波によく似た波（下線部）が出現している（63歳）．

出現していますが，これは**ベータ昏睡** beta-coma と呼ばれています．

　次に，図75を見て下さい．

　これもやはり，意識障害がかなり重い時の脳波です．

　眠っている時に見られる紡錘波にとてもよく似た波があらわれていますね．これは**紡錘波昏睡** spindle-coma と呼ばれます．

　このふたつとも，やはり脳幹が障害された時に見られると言われていますが，ベータ昏睡は，ある種の薬の中毒や大脳全体

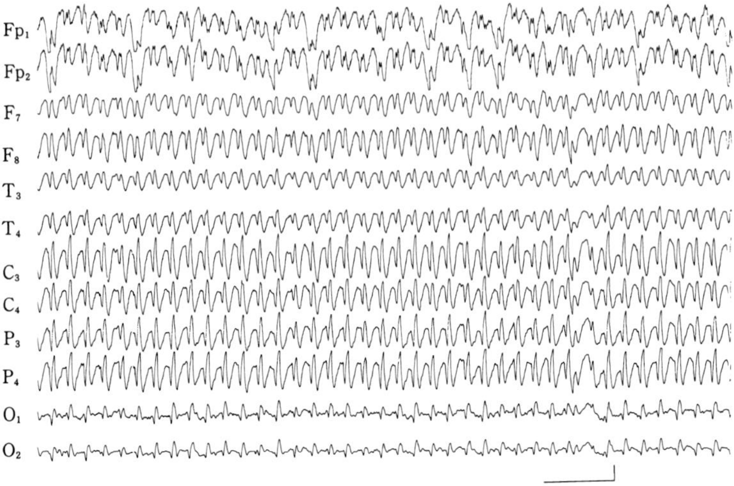

図76 棘・徐波昏迷
意識障害（昏迷）のときの脳波．棘・徐波複合が，すべての場所に，休みなく律動的に出現している（42歳）．

の働き具合がとても弱まったときにも見られるようです。

2．棘・徐波昏迷

図76を見て下さい。

今度はサイン・ウェーブではなくて，不協和音が全体をおおっています。

不協和音は，3.5～4.0 Hzの非定型棘・徐波複合のようです。すべての場所にリズミカルに連なっています。

これだけでは，別に風変わりと言うこともないのですが，実

はこの時,脳波の記録をはじめると同時に,この図のようなパターンがあらわれ,記録を終えるまでの30分間,延々と同じパターンがつづいたのです。

　この時の患者さんの状態は,やはり意識障害が見られたのですが,その程度は,呼びかけても全く反応が見られないというわけではなく,少し間をおいてけだるそうに返答がかえってくるというものでした。反応が全く見られない昏睡よりも軽いわけで,この状態が昏迷 stupor と呼ばれることはすでに学びました。

　脳波では,棘・徐波複合が休みなくリズミカルにあらわれ,この時昏迷であるわけですから,このような状態を棘・徐波昏迷 spike-wave stupor と呼ぶのです。

　脳波の用語でお化粧してみましょうか。

　「脳波では,記録の開始とともに,高電位の3.5～4.0 Hz 非定型棘・徐波複合が広汎性に出現し,記録を終了するまでの30分間,休みなく律動的に出現している。臨床的には,昏迷状態であることから,臨床脳波的に,棘・徐波昏迷と思われる」
とあらわしてやればよいのです。

　<mark>このような状態は,滅多に見られないのでしょうね？</mark>

　その通りです。
　私もまだ数例しか経験したことがありません。アルファ昏睡,ベータ昏睡,紡錘波昏睡それからこの棘・徐波昏迷,どれをとっても滅多に見られるものではありません。また,このような

状態は脳波を検査してはじめてそれとわかるわけで，脳波の面目躍如といったところでしょうね。

随分たくさんの異常脳波を見てまいりました。

変幻自在に，よくもこんなに奇妙な形をした波があらわれるものだと不思議に思われたことでしょう。

と同時に，異常脳波の全体的な姿も，それなりに浮き彫りになってきたのではないでしょうか？

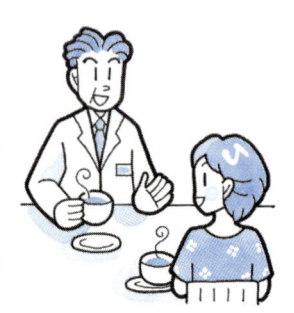

正常脳波と異常脳波を学んで，この旅はもう終わったと思われるかもしれませんが，まだそう思われては困ります。正常脳波と異常脳波の狭間(はざま)にあるような旅をまだつづけなければならないのです。

「いろいろな特殊脳波の姿を知ろう」というこの旅は，いまだに意味づけがはっきりしなかったり，最近になって意味づけが変わってきた波形，大した意味はないのに異常波と誤られやすい波形など，「特殊」と言ってもいいようないろいろな波形を学ぶ旅です。

気持ちを新たにして旅をつづけましょう。

第5章
いろいろな特殊脳波の姿を知ろう

1．6 Hz 棘・徐波

図77 を見て下さい。

不協和音が，ほとんどすべての場所と言ってもいいのですが，とくに左右の後頭部，頭頂部，中心部に目立って，3〜4個連なってあらわれています。

この不協和音は，背が低く，鋭い棘のような波も，あるのかないのかわからないくらい小さいですね。周波数は 6 Hz のようです。

このような不協和音は，6 Hz 棘(きょく)・徐波(じょは) six Hz spike- and- slow- wave と呼ばれていますが，これまで，**ファントム棘・徐波** phantom spike-and-slow-wave と呼ばれることもありました。

脳波の用語でお化粧すると，

「6 Hz 棘・徐波の短い群発が，ほぼ広汎性ではあるが，とくに両側後頭部，頭頂部，中心部に目立って出現している」

とあらわされます。

ファントムというのは，ちょっと変わった呼び名ですね。

「幻の」という意味なのです。棘波成分が小さくて目立たな

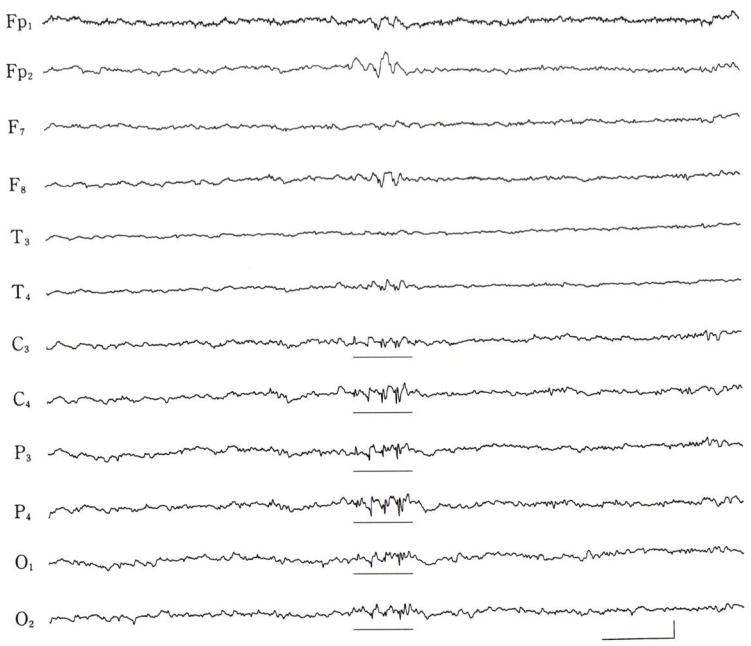

図77　6 Hz棘・徐波
6 Hz棘・徐波（下線部）が後頭部（O_1, O_2），頭頂部（P_3, P_4），中心部（C_3, C_4）に目立って出現している（29歳）．

いので，このように呼んだのでしょうね。でも，最近は，ファントム棘・徐波という呼び名は使わない方がいいと言われています。

6 Hz棘・徐波の周波数は，6 Hzじゃないといけないのですか？

第5章　いろいろな特殊脳波の姿を知ろう　163

6 Hz であることが多いのですが，4 Hz から 7 Hz の範囲内であっていいのですよ。

<u>この波形は，どんな病気でみられるのですか？</u>

これまで，てんかんの大発作や自律神経発作，ある種の精神障害でみられるとされていましたが，一方では，病的な意義はないという意見もあって，考えが一致しなかったんです。

でも，最近の国際学会で，この波形は，臨床的な意義がほとんどなく，てんかん性の放電とは区別すべきであるという新しい考えが示されたのですよ。

ここは注意

2．14 & 6 Hz 陽性群発

図78を見て下さい。

いくつかの場所に，下向きに（陽性に）鋭くふれる不協和音が，群れをなして，出現していることがわかります。周波数 14 Hz の波と 6 Hz の波が混ざり合っていますね。

このような不協和音は，**14 & 6 Hz 陽性群発**（ようせいぐんぱつ）fourteen and six Hz positive burst と呼ばれます。

脳波の用語でお化粧すると，

「14 & 6 Hz 陽性群発が，両側後頭部，右側頭後部，右頭頂部に出現している」とあらわされます。

次に，**図79**，**図80**を見てみましょう。

やはり，いくつかの場所に，下向きに（陽性に）鋭くふれる不協和音が群れをなして，出現していることがわかります。た

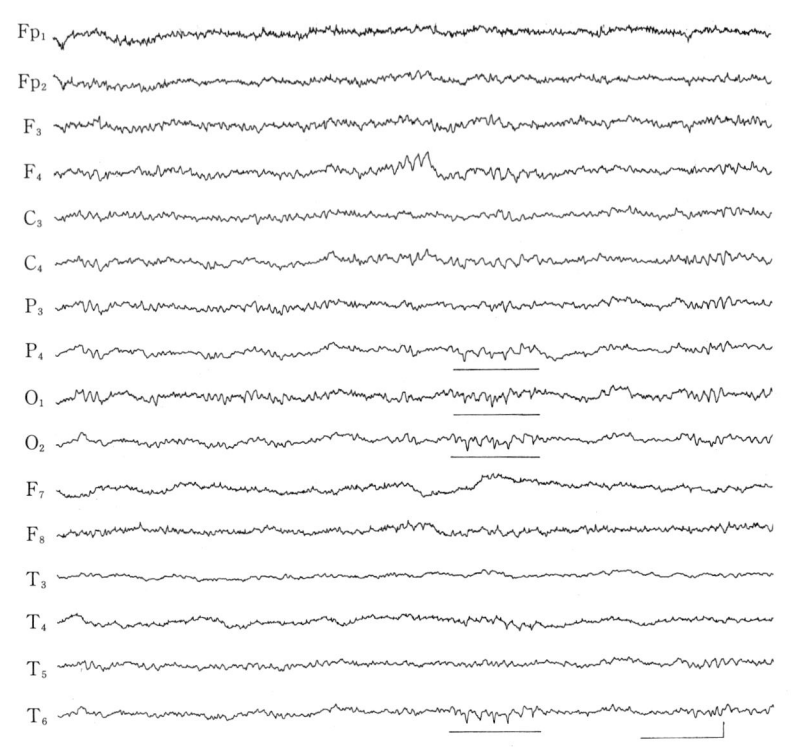

Fp₁
Fp₂
F₃
F₄
C₃
C₄
P₃
P₄
O₁
O₂
F₇
F₈
T₃
T₄
T₅
T₆

図78　14 & 6 Hz 陽性群発
下向きに（陽性に）鋭くふれる波が，群発する形で（下線部），両側後頭部（O₁，O₂），右側頭後部（T₆），右頭頂部（P₄）に出現しているが，この群発する波は，14Hzと6Hzが混ざり合っている（20歳）．

だ，周波数が，図79では14 Hz，図80では6 Hzのようです。
　このような不協和音は，それぞれ，**14 Hz 陽性群発** fourteen Hz positive burst，**6 Hz 陽性群発** six Hz positive burst と呼ばれます。
　脳波の用語でお化粧してみましょうか。

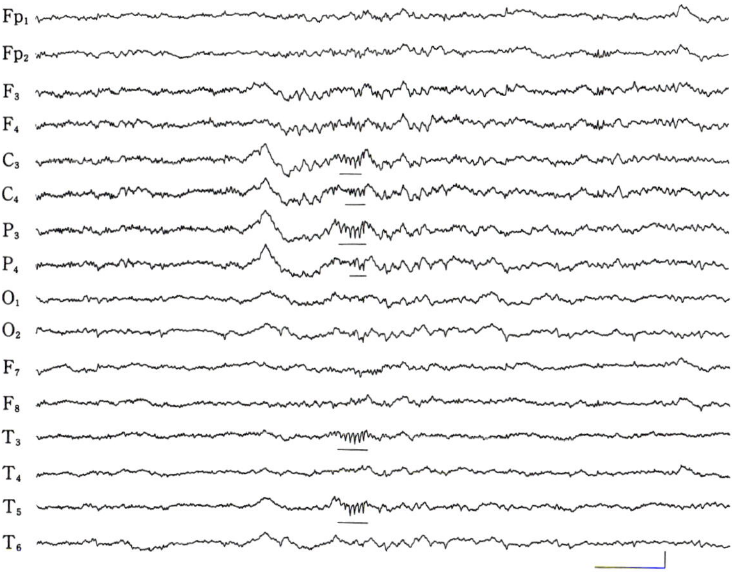

第 5 章 いろいろな特殊脳波の姿を知ろう 165

図79 14Hz陽性群発
下向きに（陽性に）鋭くふれる14Hzの波が，群発する形で（下線部），中心（C_3, C_4），頭頂（P_3, P_4），左側頭中・後部（T_3, T_5）に出現している（17歳）．

 図79 は，「14 Hz 陽性群発が，両側中心，頭頂部，左側頭中・後部に出現している」，

 図80 は，「6 Hz 陽性群発が，両側後頭，頭頂部に出現している」

とそれぞれあらわされます．

これら3つの波形は，それぞれ違うわけですね．

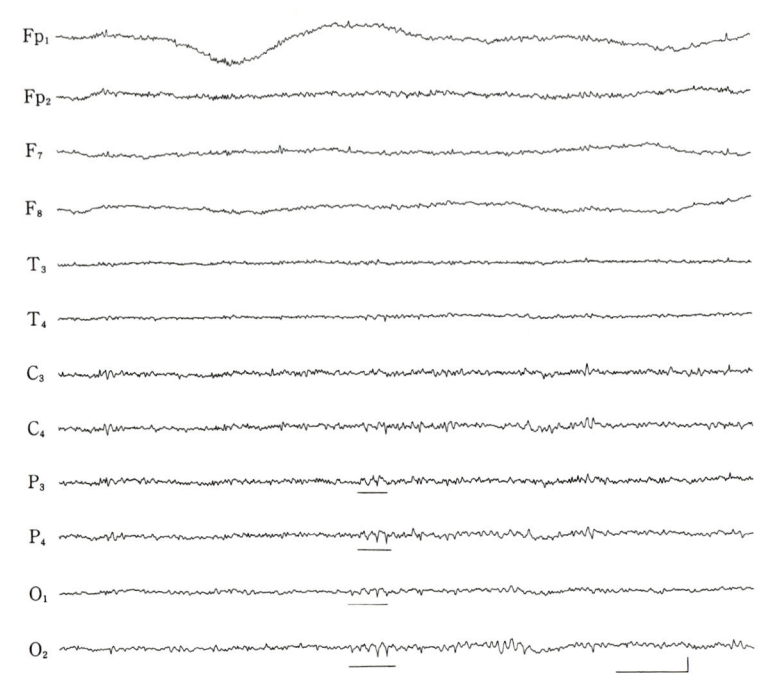

図80　6 Hz陽性群発
下向きに（陽性に）鋭くふれる 6 Hz の波が，群発する形で（下線部），後頭（O_1, O_2），頭頂部（P_3, P_4）に出現している（18歳）．

3つの呼び方をしていますが，14＆6 Hz 陽性群発のなかに，これら3つがあると考えていただいた方がよいと思います．

<mark>周波数は，14 Hz と 6 Hz じゃないといけないのですか？</mark>

14 Hz や 6 Hz であることが多いのですが，14 Hz は 13〜17 Hz，6 Hz は 5〜7 Hz の範囲内であっていいのですよ。

この波形は，どんな病気でみられるのですか？

これまで，てんかんの自律神経発作や頭部外傷でみられるとされていましたが，病的な意義は少ないのではないかという意見もあって，現在でも，考えは一致していないのです。

自律神経発作という言葉がよく出てきますが，どんなてんかん発作なのですか？

自律神経は，汗をかいて体温を調節する，胃腸の運動をスムーズにして消化をよくする，血管を収縮させたり拡張させて血圧を調節するなどの大切な役目を担っています。これらの神経をコントロールするところがやはり脳のなかにあって，その部分のてんかん性の障害でいろいろな自律神経症状が発作的に起こるのです。

たとえば，発作的に体が熱いと感じたり，あるいは冷たいと感じたりします。お腹が痛くなったり，めまいや頭痛が起こることもあるのです。

もう少しお話しますと，発作的に自律神経症状を示し，脳波で 14＆6 Hz 陽性群発を示すてんかんの一群があることをみつけたのは，ギブス夫妻だったのです。彼らは，この異常波が発生する場所として，脳の深部にある視床・視床下部と呼ばれ

るところを考え、このタイプのてんかんを視床および視床下部てんかん thalamic and hypothalamic epilepsy と呼んでいたのです。

でも、現在は、この波形の意義ははっきりしていないのでしょう？

ここは注意

そうなんです。最近の国際学会でも、臨床的意義は確立されていないという新しい考えが示されたのですよ。

3. 小鋭棘波

図81を見て下さい。

A，B と 2 枚ありますが、同一記録中の脳波なのです。

不協和音が出現しているようですが、どれも小さくて、見逃してしまいそうですね。ただ、小さいなりに鋭い形をしていて、かなり広い範囲にあらわれています。心電図（ECG）とは一致していませんね。

脳波の用語でお化粧すると、次のようになります。

「小さな鋭い波が、Aでは、両側前頭極部・前頭部、左中心・頭頂・側頭中部に同期して出現し、Bでは、両側前頭極部・前頭部・中心部、左頭頂部に同期して出現している」

この特徴的な波形は、小鋭棘波 small sharp spikes , SSS と呼ばれています。

この波形は、どんな病気でみられるのですか？

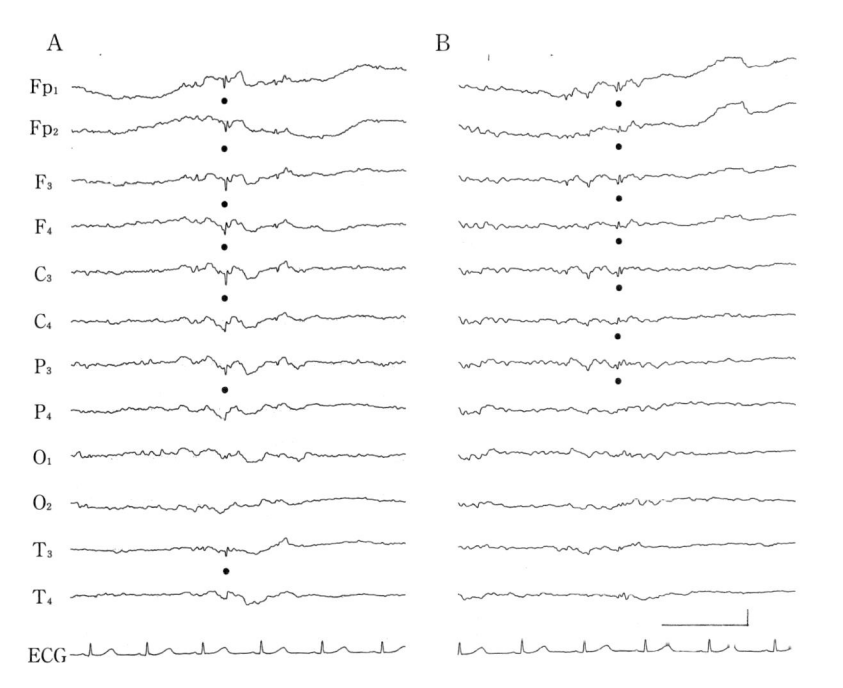

図81 小鋭棘波

小さな鋭い波が，Aでは，両側前頭極部（Fp_1, Fp_2），前頭部（F_3, F_4），左中心部（C_3），頭頂部（P_3），側頭中部（T_3）に同期して出現し，Bでは，両側前頭極部（Fp_1, Fp_2），前頭部（F_3, F_4），中心部（C_3, C_4），左頭頂部（P_3）に同期して出現している（●）（37歳）．

これまで，てんかんの大発作や複雑部分発作，ある種の精神障害でみられるとされてきましたが，正常所見であるとの意見もあって，考えの一致をみなかったのです。

現在は，どのように考えられているのですか？

最近の国際学会で，この波形の性質は良性で，臨床的意義はほとんどないとする新しい考えが示されました。それと同時に，**睡眠時良性てんかん形一過波** benign epileptiform trangient of sleep, BETS と呼ぶことが推奨されているんですよ。

4．ウィケット棘波

図 82 を見て下さい。

双極導出法で記録されていることに注意しましょう。

5本目の列に，上向きに鋭くふれる，随分背の高い波がありますね。この真上をみてみると，3本目の列で，下向きに鋭くふれています。このふたつの波は，お見合いをしているようにみえますね。「お見合いをしている」，この言葉は，どこかで聞いたことがあると思います。図 2 と図 51 をもう一度見ていただければ，よくわかると思います。

脳波の用語でお化粧してみましょう。

「左側頭中部を中心に，てんかん性の鋭波によく似た，非常に高電位の鋭い波の位相の逆転を認める」

鋭波によく似たこのような鋭い波は，**ウィケット棘波** wicket spikes と呼ばれています。

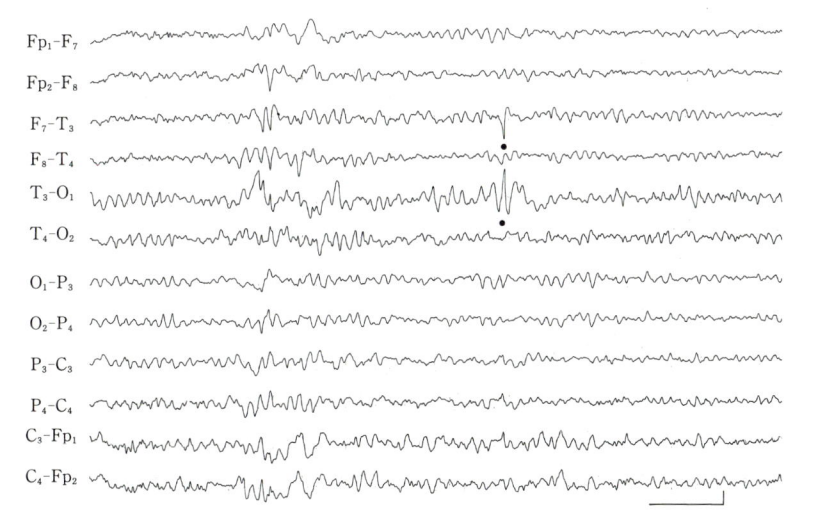

第5章 いろいろな特殊脳波の姿を知ろう　171

図82　ウィケット棘波
左側頭中部を中心として（F_7-T_3，T_3-O_1），位相の逆転を示す，高電位の鋭い波が認められる（●）（59歳）．

この波形は，一般には，どんな特徴があるのですか？

　ふつうは，老人にみられる波形です．側頭中部を中心に，6〜11 Hz の高電位で鋭い波が，群れをなして，つまり，群発の形で出現することが多いのですが，孤立性に出現することもありますね．

どんな病気でみられるのですか？

脳血管障害や頭痛，めまいなどの自律神経症状と関連があるという意見もあったのですが，最近の国際学会で，臨床的意義はほとんどなく，その性質も良性であるという新しい考えが示されました。

てんかん性の鋭波と誤らないようにしないといけませんね。

その通りです。

老人の脳波では，この波形とてんかん性の鋭波を誤って判定しないよう，特に注意が必要ですね。

5．SREDA（成人潜在性律動性脳波発射）

図83を見て下さい。

A，B，C，Dと4枚ありますが，A，B，Cは連続記録で，Cの右端からDの左端までは20秒の時間があることに注意して下さい。

すべての場所に，太った姿をした波が突然あらわれ（Aのa），リズミカルにつづいていきますね。図示されていない20秒を加算しますと，50秒つづいて，突然終わっていることがわかります(Dのb)。このリズミカルな波がつづいている間，呼びかけてもすぐに答えが返ってきますし，とくに変わった様子はみられませんでした。

脳波の用語でお化粧してみましょう。

第5章　いろいろな特殊脳波の姿を知ろう　173

A

Fp₁
Fp₂
F₇
F₈
T₃
T₄
C₃
C₄
P₃
P₄
O₁
O₂
ECG　　↑a

B

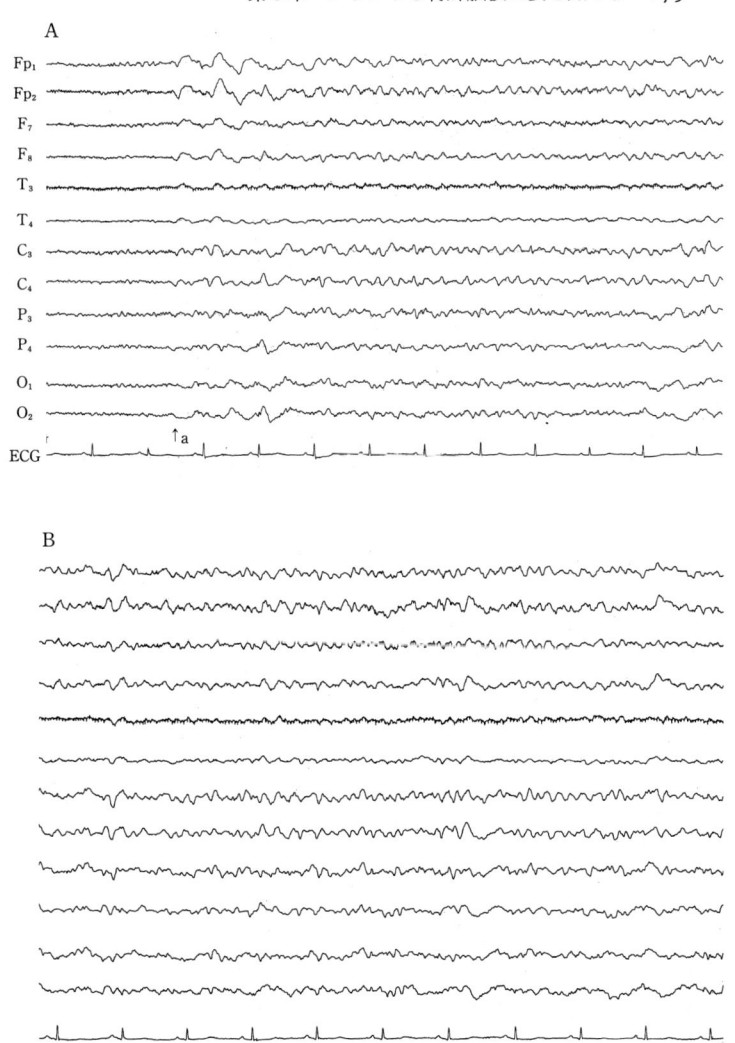

図83 SREDA

A，B，Cは連続記録で，Cの右端からDの左端までは20秒の時間がある．突然（Aのa），高電位で，やや鋭い形をした 4〜6 Hz波が，広汎性に律動的に出現するようになり，およそ50秒間持続した後，突然終了し（Dのb），本来の基礎活動に戻っている（72歳）．

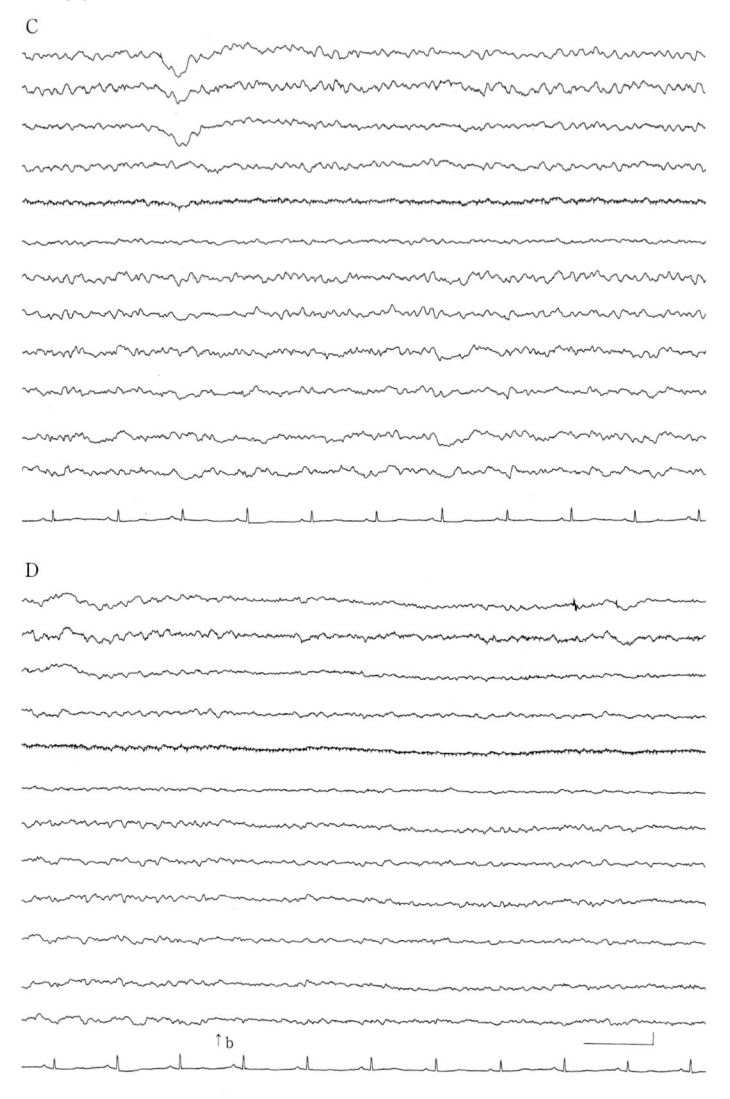

C

D

↑b

「突然,高電位で,やや鋭い形をした 4〜6 Hz 波が律動的に出現し,およそ 50 秒間持続した後,突然終了し,本来の基礎活動に戻っている。この律動波の出現中,何ら臨床症状は認められなかった」

持続 50 秒にも及ぶ,このような θ 律動は,**成人潜在性律動性脳波発射** subclinical rhythmic electroencephalographic discharges of adults, SREDA と呼ばれています。

この波形は,一般には,どんな特徴があるのですか?

この波形は,初老期以降にまれにみられ,その出現中,臨床症状は認められません。4〜7 Hz の鋭い形をした θ 律動が,ほぼ広汎性に,数十秒から数分という長い時間にわたって持続するんです。経時的な脳波検査で,再現性を認めることもあるんですよ。

どんな病気でみられるのですか?

脳血管障害や一過性の低酸素状態,ある種の精神障害でみられるという意見もあれば,良性の現象であるという意見もあって,これまで考えが一致しなかったんです。でも,最近の国際学会で,この波形の臨床的意義はまだよくわからないが,てんかんの発作時脳波とは区別されなければならないという新しい考えが示されたんですよ。

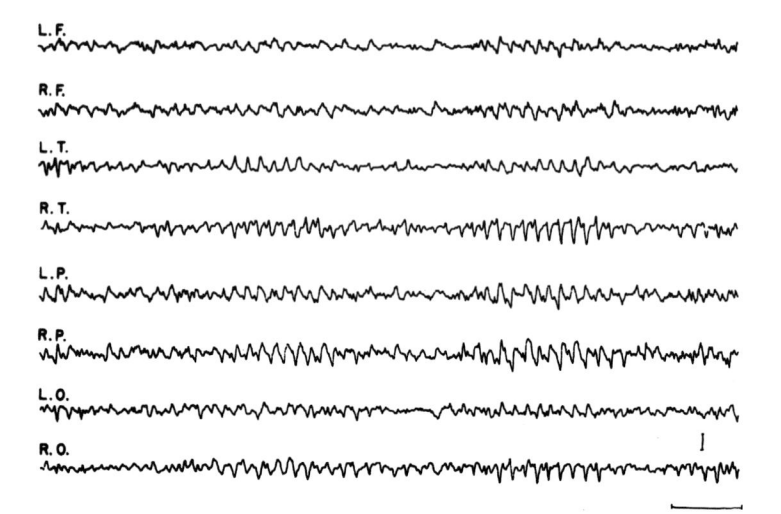

図84　精神運動発作異型
右側頭部（R.T.）優位に，5〜6Hz徐波が律動的に出現している．この徐波には，速い波が重畳しており，陰性の尖った刻み目がついている．L.F.は左前頭部，R.F.は右前頭部，L.T.は左側頭部，R.T.は右側頭部，L.P.は左頭頂部，R.P.は右頭頂部，L.O.は左後頭部，R.O.は右後頭部をそれぞれあらわす（ギブスら，1963）．

6．精神運動発作異型

図84を見て下さい。

この図は，ギブスらから引用したものですが，4本目の列に，太った姿をした波がリズミカルにあらわれています。よく見ると，ひとつひとつの太った波に鋭い波が乗っかっているのがわかると思います。

脳波の用語でお化粧してみましょう。

「右側頭部優位に，5〜6 Hz 徐波が律動的に出現している。この徐波には，速い波が重畳しており，陰性の尖った刻み目がついているものが多いのが特徴である」

このような徐波律動は，**精神運動発作異型**(せいしんうんどうほっさいけい) psychomotor variant と呼ばれます。

この波形は，一般に，どんな特徴があるのですか？

この波形は，幅広い年齢層でみられるようです。ねむけのある時に，側頭中部を中心に，一側性に，4〜7 Hz の徐波が律動的に出現します。この徐波には，速い波が重畳し，陰性の尖った刻み目がついていることが多いですね。また，10秒以上持続することが多いと言われています。

まれにしかみられないことも事実で，私もいまだに経験していないのです。

ですから，この波形を最初に報告したギブスらの論文から引用させていただいて，お話をしているわけです。

どんな病気でみられるのですか？

頭痛やめまいなどの自律神経症状との関連を指摘する意見もあったのですが，本態はよくわかっていなかったのです。

最近の国際学会では，この波形は，ねむけのある時に出現するが，臨床的意義は全くないという新しい考えが示されたんですよ。

[ここは注意]

また，この波形の用語として，**ねむけ時律動性側頭部シータ群発** rhythmic temporal theta burst of drowsiness を使用しなければならないということにもなりました。

「脳波には，まだ正体のはっきりしない波形もいろいろあるのですね。大変な異常波のように見えて，案外そうでないものもあるということもわかりました。それに，時代の移り変わりと共に，意味づけが変わってくるということもあるのですね。」

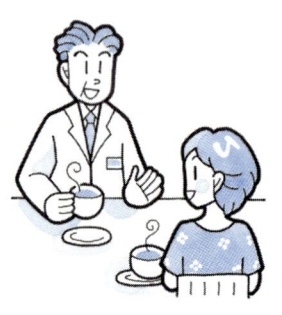

「その通りなのです。記録用紙に描かれる脳波の姿は，上がったり下がったりする単純な曲線にすぎないのですが，ここに多くの問題と奥の深さがあることがおわかりいただけたのではないかと思います。」

この旅もハイライトとなるコースは終わりましたが，まだお話しておかなければならないことがふたつばかりあります。
さぞお疲れだと思いますが，もうひと踏んばりですので，がんばって旅をつづけましょう。

第6章
脳波の賦活って何なの？

1．脳波の賦活って何なの？

これまで学んできたいろいろな異常脳波は，いつも安静覚醒時にあらわれるとは限りません。

「安静覚醒時の脳波には異常がなかったけど，症状を考えれば，ほんとうに異常がないと決定していいのだろうか？　何か別の方法を使うと，異常があらわれるのではないだろうか？」と考えあぐねることがあります。

このような時に，ある種の刺激を加えると，そこではじめて脳波の異常が明らかとなることがあります。

このことを**脳波の賦活** activation と言います。

たとえば，ギブス夫妻によりますと，てんかんの複雑部分発作をもつ患者さんでは，側頭部棘波は，覚醒時には30％にしか見られなかったのに，睡眠時には88％の高率に見られたといいます。このことから，複雑部分発作の患者さんでは，睡眠という賦活法が決して欠かせないことがわかります。

このように，脳波の賦活は，病気の種類によっては，欠かす

ことのできないものなのです。

今，広く行われている賦活法として，過呼吸賦活法，光刺激賦活法，睡眠賦活法の3つがあります。

2．過呼吸賦活法ってどんな方法なの？

過呼吸賦活法 hyperventilation, HV というのは，1分間に20〜30回の速さで，3〜4分間連続して過呼吸を行わせる方法であり，てんかんの欠神発作（けっしんほっさ）の診断にとても効果があります。

この方法を用いますと，欠神発作の患者さんでは，安静時には見られなかった3 Hz 棘・徐波複合があらわれることも多く，実際に欠神発作を起こすこともしばしばです。

一方，過呼吸によって，安静時には見られなかった徐波があらわれたり，振幅が大きくなったりすることがありますが，このような変化を，**ビルドアップ** build-up と呼びます。

ビルドアップは，てんかんやそのほかの脳の病気で見られることが多いのです。また，正常成人では，ビルドアップが見られたとしてもその程度は軽いのですが，子供，とくに10歳以下の子供では，過呼吸に敏感に反応し，徐波のあらわれ方も著しいのです。

したがって，著しいビルドアップが見られても，それが異常であるかどうかを決めるには，ひとつには，年齢を考えなければいけません。すなわち，成人で著しいビルドアップが見られた場合は，異常とすることができますが，10歳以下の子供に見

られても異常とは言えず，ほかの年齢の子供でも簡単に異常とするのは慎まなければいけません。

　もうひとつ，ビルドアップが異常であるかどうかを決めるには，過呼吸が終わった後それがどれくらいつづくのかということも考えなければいけません。正常成人では，ビルドアップが見られたとしても，過呼吸が終わったあとおそくても１分以内には過呼吸前の脳波にもどるのがふつうです。したがって，過呼吸が終わってから１分以上たっても，ビルドアップがつづいて見られるようなら異常と考えた方がよいでしょう。

　実際に脳波を見ていただくと，このことがもっとわかりやすくなると思います。

　25歳のてんかんの患者さんに過呼吸賦活を行った時の脳波の変化を見ながら，考えてみましょう。

　図85は過呼吸をはじめる前の脳波，**図86**は過呼吸がはじまって２分たった時の脳波，**図87**は過呼吸を終えて２分たった時の脳波です。

　過呼吸をはじめる前には，中等電位の５〜７Hz θ 波が散在する程度だったのに，過呼吸がはじまって２分たった頃には，高電位の３〜４Hz δ，θ 波を中心とした徐波の群発がすべての場所にあらわれ，背景活動にも４Hzの θ 波があらわれるようになっています。

　このような徐波の群発は，過呼吸を終えて２分たった時にもまだ見られます。

　脳波の用語でお化粧するとしても，これと同じようにあらわ

Fp₁ ～～～

Fp₂ ～～～

F₇ ～～～

F₈ ～～～

T₃ ～～～

T₄ ～～～

C₃ ～～～

C₄ ～～～

P₃ ～～～

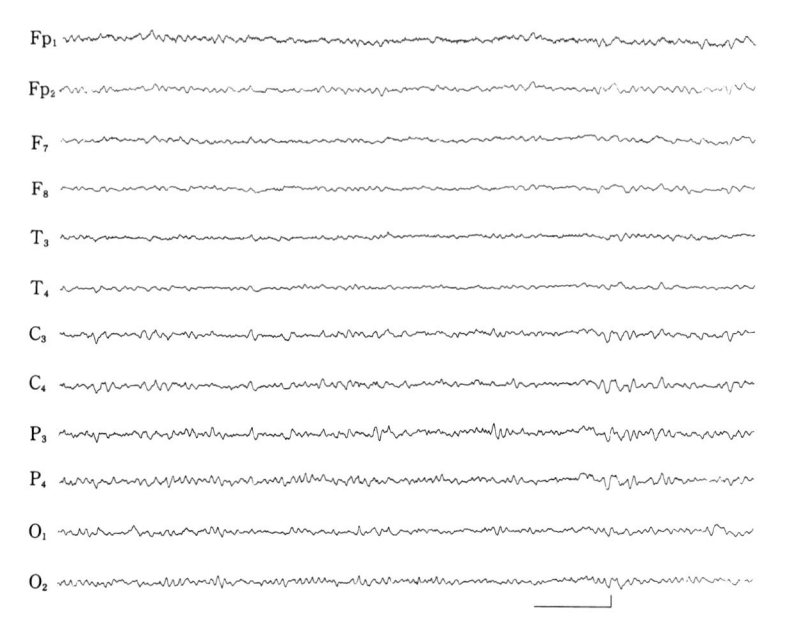

P₄ ～～～

O₁ ～～～

O₂ ～～～

図85　過呼吸による脳波の賦活(1)
過呼吸をはじめる前の脳波．中等電位の 5〜7 Hz θ 波が散在している（25歳）．

してやればよいのです．

　この例で見られるビルドアップは，(1)年齢が25歳であること，(2)過呼吸を終えて2分たってもまだ過呼吸前の脳波にもどっていないふたつの点から異常と考えた方がよいわけです．

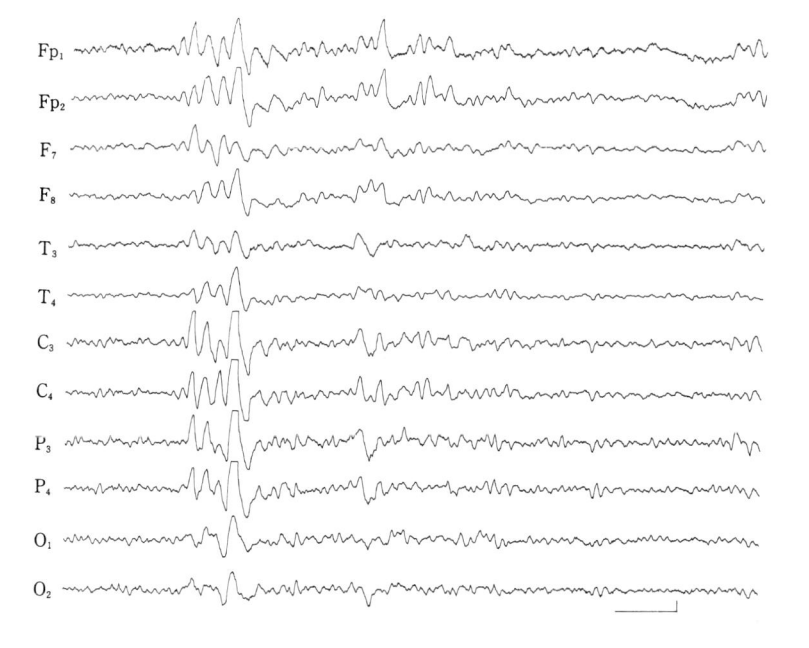

Fp₁	
Fp₂	
F₇	
F₈	
T₃	
T₄	
C₃	
C₄	
P₃	
P₄	
O₁	
O₂	

図86 過呼吸による脳波の賦活(2)

過呼吸がはじまって2分たったときの脳波.高電位の3～4Hz徐波の群発がすべての場所にあらわれている.背景活動にも4Hzθ波があらわれる.

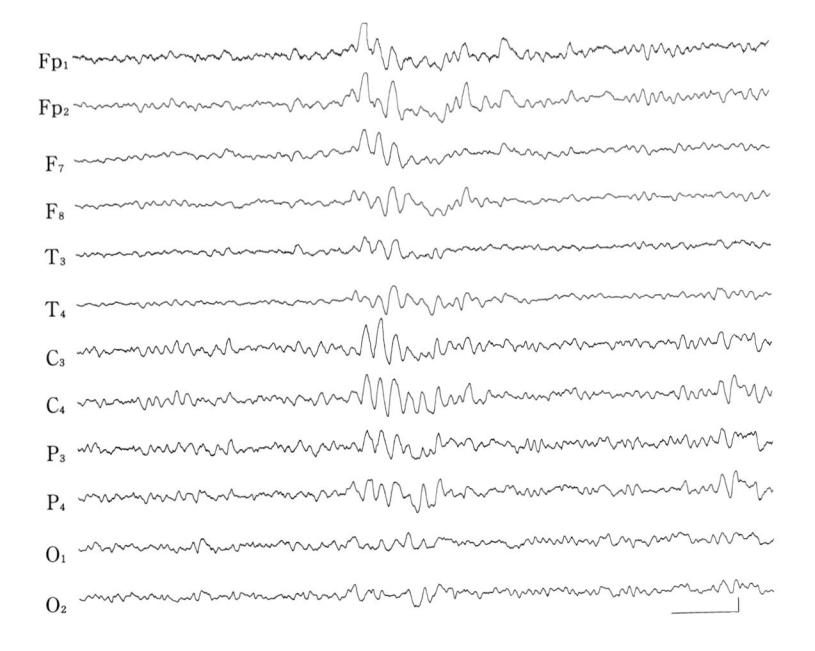

図87 過呼吸による脳波の賦活(3)
過呼吸を終えて2分たったときの脳波. 徐波の群発はまだ見られる.

3．光刺激賦活法ってどんな方法なの？

光刺激賦活法 photic stimulation, PS というのは，ストロボスコープの閃光を，眼を閉じた患者さんの眼前 15〜30 cm のところから点滅させる方法であり，過呼吸賦活法とともに，今，広く行われている脳波賦活法のひとつです。

1．光駆動

この方法では，ふつう，1〜30 Hz の範囲内から数種類の周波数の点滅光を選び，おのおの数〜10 秒間刺激します。正常者では，ある周波数の点滅光によって，周波数と一致した，あるいは調和関係にある周波数の波が，刺激している間，後頭部に目立って見られることが多く，これを**光駆動** photic driving と言います。

図88 を見てみましょう。

20 Hz の光刺激を与えている間，20 Hz の波が後頭部に目立ってリズミカルにあらわれていることがわかります。

このことを脳波の用語でお化粧すると，

「20 Hz の光刺激で，刺激をしている間，これと同じ周波数の波が両側後頭部に目立って持続性律動性に出現している。左右で対称的である」

とあらわしてやればよいのです。

もちろん，20 Hz 以外の光刺激でもかまいません。たとえば，

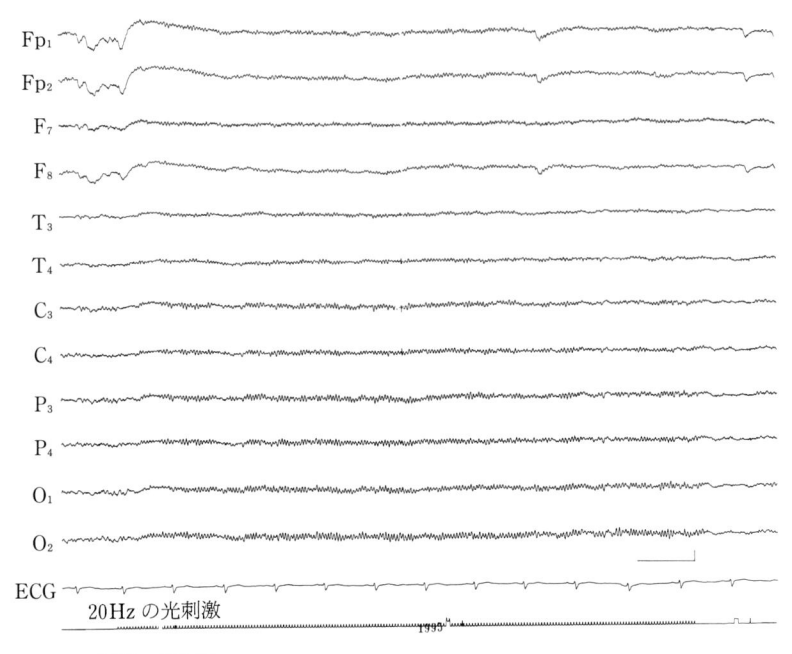

```
Fp₁
Fp₂
F₇
F₈
T₃
T₄
C₃
C₄
P₃
P₄
O₁
O₂
ECG
   20 Hz の光刺激
```

図88 光駆動
20 Hzの光刺激で，刺激をしている間，これと同じ周波数の波が後頭部（O_1, O_2）に，律動的に出現している．

 6 Hzの周波数の点滅光だと，6 Hzあるいは12, 18 Hzの波が，後頭部に目立って見られるといった具合です。
 この光駆動は，正常な反応なのですが，これが，左右どちらかの後頭部で見られなかったり，著しく弱かったりする場合には，視覚系の障害を疑った方がいいと思います。

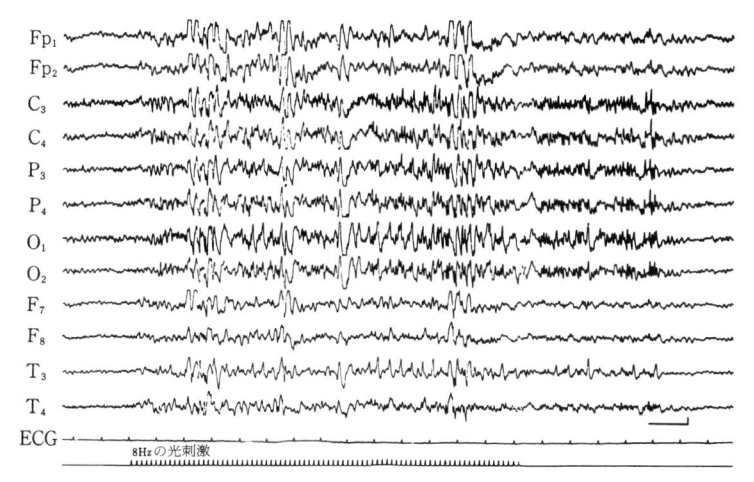

図89　光突発応答
8 Hzの光刺激で，刺激をしている間，棘波や棘・徐波複合が持続性に出現しているが，刺激が終了したあとも，棘波が3秒あまり持続している（20歳）．

2．光突発応答と光筋原応答

　この光刺激の賦活で，異常脳波があらわれることがありますので，実際に脳波を見ながら説明してみましょう．

　まず，図89を見て下さい．

　8 Hzの光刺激で，ほとんどすべての場所に，不協和音が連なってあらわれています．不協和音の種類は棘波や棘・徐波複合のようです．ところが，このような不協和音は，刺激が終わっても消えるわけではなく，不協和音のなかでもとくに棘波が，3秒あまりつづいてあらわれていることがわかりますね．

　このことを脳波の用語でお化粧してみましょうか．

「8 Hz の光刺激で，刺激をしている間，ほぼ広汎性に，棘波や棘・徐波複合といった突発波が持続性に出現している。このような突発波は，刺激を終了したあとも消失するわけではなく，棘波が3秒あまり持続して出現している」
とあらわされるわけです。

　刺激を終了しても突発波がつづく，それが大切な点なのです。
　テレビや太陽光線などの光の刺激によってけいれんが起こる，**光原性てんかん**と呼ばれるタイプの患者さんでは，光刺激によって，脳波に棘波や棘・徐波複合があらわれ，刺激を終了してもこれらの突発波がしばらくつづいてあらわれることがあります。この場合，脳波の突発波だけではなく，ミオクローヌスけいれんと呼ばれる，瞬間的にピクッとさせるけいれんが手足に連続して見られることも少なくありません。
　このような反応を，**光突発応答**(ひかりとっぱつおうとう) photoparoxysmal response あるいは**光けいれん応答** photoconvulsive response，PCR と言います。
　この PCR と紛らわしいものに，**光筋原応答**(ひかりきんげんおうとう) photomyogenic response あるいは**光ミオクローヌス応答** photomyoclonic response，PMR と呼ばれるものがあります。これは，光刺激によって，顔や手足に刺激と一致した形でけいれんが起こるのですが，刺激を終了するとすぐに消える反応です。
　図90を見て下さい。
　9 Hz の光刺激で，左右の前頭極部，側頭前部に，刺激と一致した形で，上下に大きくふれる筋活動電位がリズミカルにあら

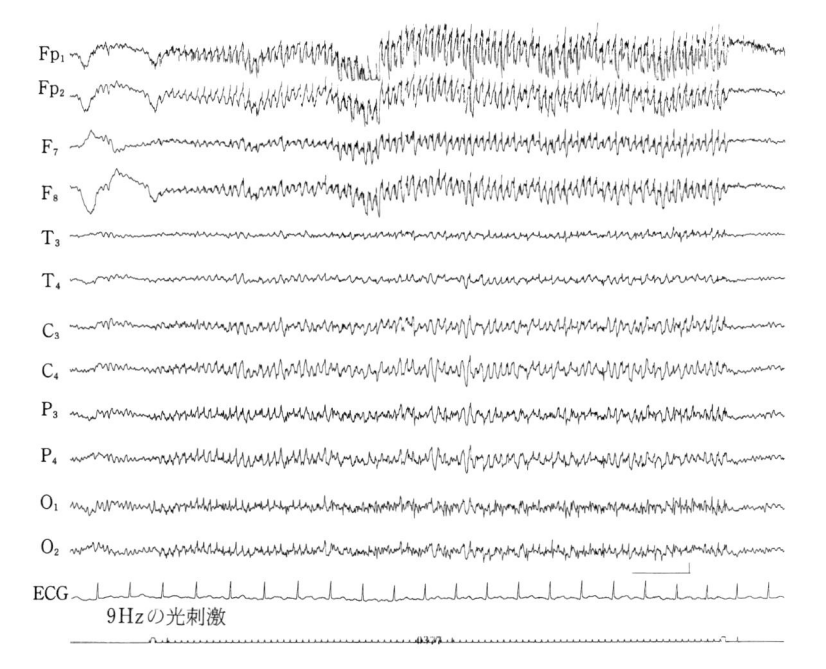

第6章 脳波の賦活って何なの？　189

```
Fp₁
Fp₂
F₇
F₈
T₃
T₄
C₃
C₄
P₃
P₄
O₁
O₂
ECG
9 Hzの光刺激
```

図90　光筋原応答
9 Hzの光刺激で，前頭極部（Fp₁，Fp₂），側頭前部（F₇，F₈）に，刺激と一致した形で，上下に大きくふれる筋活動電位が，律動的にあらわれている（28歳）．

われています。この時，顔にもけいれんが起こりましたが，刺激を終了するとすぐに消えていることがわかります。

　脳波の用語でお化粧するとしても，これと同じようにあらわしてやればよいのです。

PCRはてんかん性の反応なのですが，PMRは正常者にも見られる反応ですから，ふたつを誤って判定してはいけません。この場合，ふたつを見分けるポイントとしては，PCRでは，棘波は必ずしも刺激と一致した形であらわれないこと，刺激を終了した後も突発波がしばらくつづいてあらわれることが大切だろうと思われます。

4．睡眠賦活法ってどんな方法なの？

　起きている時には見られなかった異常波が，眠ることによってはじめてあらわれたり，眠っている時に左右どちらにもあらわれるはずの頭蓋頂鋭一過波や紡錘波が，左か右のどちらかで見られなかったりすることがあり(図62を参照して下さい)，**睡眠賦活法**は，病気の種類によっては欠かすことのできない方法なのです。

　この章のはじめにもお話しましたように，てんかんのなかでも，とくに複雑部分発作の側頭部棘波をみつけるのに，この方法は決して欠かすことができないと言われています。ふつう，側頭部棘波は，入眠期などの浅い眠りの時にあらわれやすいので，この段階をとくに念入りに調べなければいけません。一般に，てんかんという病気では，複雑部分発作に限らず，眠ることによってはじめて異常波があらわれることも決して少なくないのです。また，障害が，脳のどのくらいの深さにあるかを知るのにも，この方法が役立つことは，すでにお話しました(図65を参照して下さい)。

こうした睡眠賦活法では，自然に眠りにつくのが望ましいわけですが，検査の場では，緊張して眠れないことも多いので，薬を飲ませて眠ってもらう，**誘発睡眠**と呼ばれる方法が試みられることが多いのです。こうした薬としては，ペントバルビタールカルシウム（ラボナ）やトリクロホスナトリウム（トリクロリール）などが使われています。

第7章
いろいろなアーチファクトも知っておこう

1．アーチファクトって何なの？

　旅をつづけながら，正常脳波や異常脳波の，実にたくさんの姿を一緒に見てきました。
　「脳波って，案外親しみやすいものなのね」とお思いになりながら，快い旅情すら感じて下さっているかもしれません。
　しかし，今までお話してきたことが脳波のすべてであればよいのですが，何につけてもそうたやすくことは運びません。
　たとえば，私たちが何かに集中している時，いつも雑念というものが湧いてきます。何かをなしとげようとする時，よく「雑念との闘い」という表現をしますね。脳波の世界にも，この雑念があり，それがアーチファクトなのです。
　アーチファクト artifact とは，脳波を記録する時に混ざってくる脳波以外の現象のことを言い，「雑音」とも呼ばれます。
　実際の脳波を前にして，意味のある波なのか，アーチファクトなのか，その区別に迷うことがしばしばあり，脳波を見ていく作業は，「アーチファクトとの闘い」と言っても決して言い過ぎではありません。

アーチファクトだけで一冊の本ができあがるくらい，いろいろなアーチファクトがあり，本来ならばそれらをひとつひとつ学んでいかなければなりません。しかし，アーチファクトを正しく理解するためには，実際の脳波記録に立ち会ったり，経験豊かな方にチェックを受けることも大切であると私は考えていますので，この旅では，代表的なアーチファクトだけ学ぶことにさせていただきたく思います。

2．アーチファクトってどんな姿をしているの？

1．心電図によるアーチファクト

図91と図92を見比べて下さい。

図91では，すべての場所に，先の尖った波がリズミカルにあらわれています。これらの波は，左側では上向き，右側では下向きにふれています。

これに対して，図92では，左後頭部だけに，先の尖った上向きにふれる波がリズミカルにあらわれています。

ふたつの図に見られるこれらの波は，同時に記録した心電図（ECG）とリズムが一致していることから，**心電図によるアーチファクト**であることがわかります。

これらの波は，脳波ではありませんから，脳波の用語でお化粧するという言い方も変ですが，この旅の主旨に沿って，表現のしかたを学んでみましょう。

図91では，「尖鋭な波が，広汎性に，律動的に出現しているが，同時記録した心電図のリズムと一致していることから，心

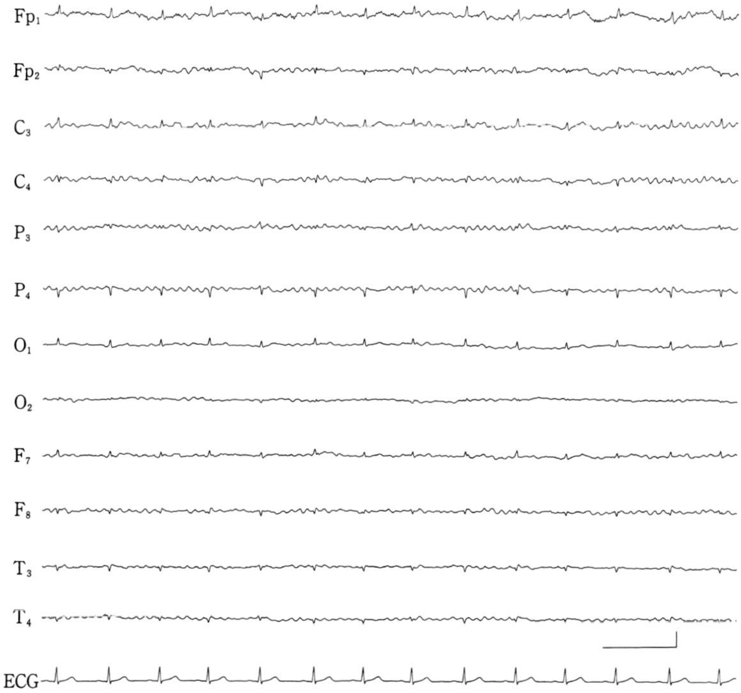

第7章　いろいろなアーチファクトも知っておこう　195

Fp₁

Fp₂

C₃

C₄

P₃

P₄

O₁

O₂

F₇

F₈

T₃

T₄

ECG

図91　心電図によるアーチファクト(1)
尖鋭な波が，すべての場所に，律動的に出現しているが，この波は心電図 (ECG) のリズムと一致している．

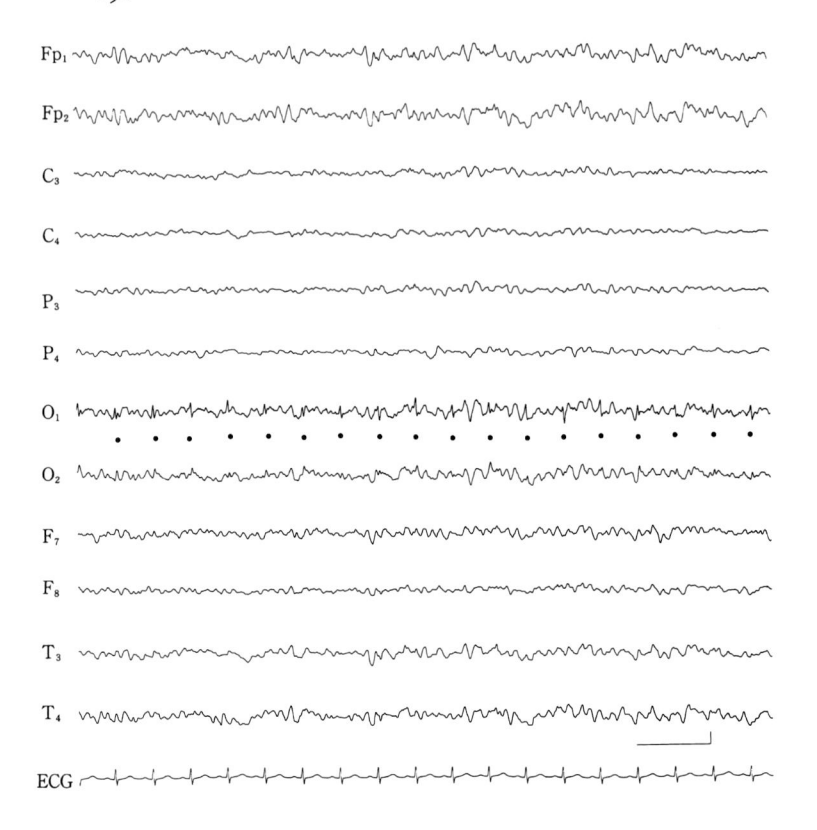

図92 心電図によるアーチファクト(2)
尖鋭な波（●）が，左後頭部（O₁）に，律動的に出現しているが，この波は心電図（ECG）のリズムと一致している．

電図によるアーチファクトであることがわかる」

図92では、「尖鋭な波が、左後頭部に限局して、律動的に出現しているが、同時記録した心電図と一致していることから、心電図によるアーチファクトであることがわかる」
とあらわされます。

このように、心電図によるアーチファクトでは、**広汎性**にあらわれる場合と**局在性**にあらわれる場合があり、形の上では、棘波や鋭波によく似ています。

しかし、心電図を同時に記録してやれば、リズムが一致していますから、容易にアーチファクトであることがわかります。

2．電極の接着不良によるアーチファクト

図93を見て下さい。

右側頭前部に、随分先の尖った波が、いくつかあらわれています。棘波によく似ていますね。

これは、電極が十分に接着されていない時に見られるアーチファクトです。

脳波の用語でお化粧すると、

「非常に尖鋭な波が、右側頭前部に限局していくつか出現しているが、これは電極の接着不良によるアーチファクトと思われる」
とあらわされます。

このような、**電極の接着不良によるアーチファクト**では、棘波によく似た波のほかに、徐波によく似た波が見られることもあります。

Fp₁

Fp₂

F₇

F₈

T₃

T₄

C₃

C₄

P₃

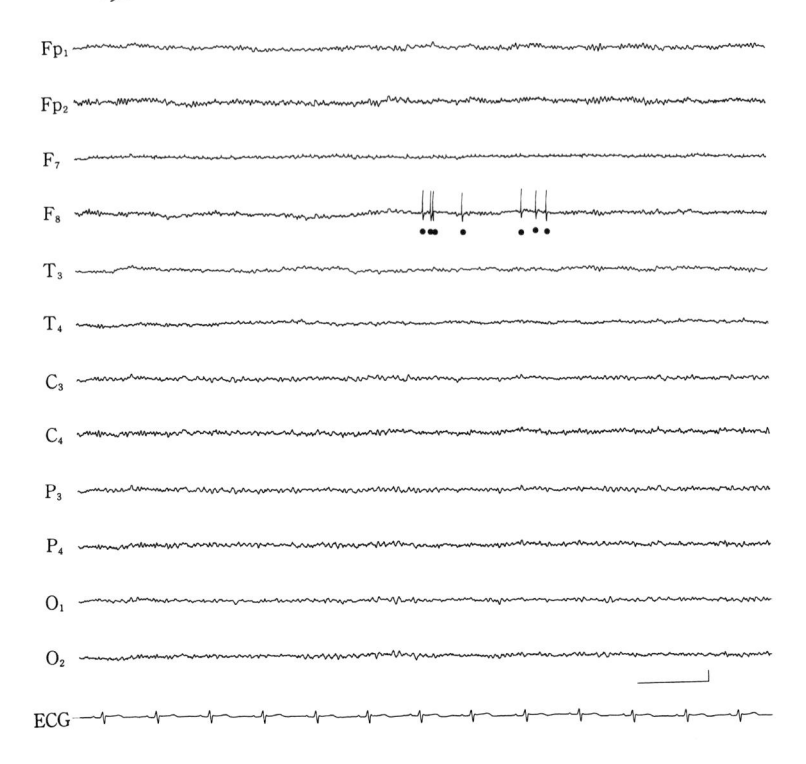

P₄

O₁

O₂

ECG

図93 電極の接着不良によるアーチファクト(1)

非常に尖鋭な波（●）が，右側頭前部（F_8）にいくつか出現している．

第7章　いろいろなアーチファクトも知っておこう　199

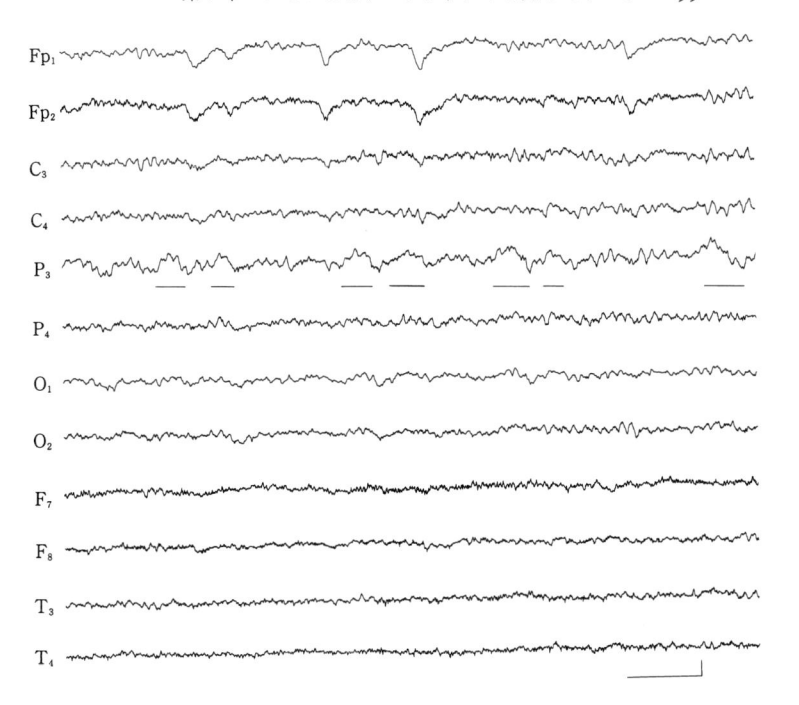

図94　電極の接着不良によるアーチファクト(2)
左頭頂部（P_3）に，不規則なδ波様の波があらわれている（下線部）．

図94を見て下さい。

左頭頂部に，不規則なδ波様の波があらわれています。多形デルタ活動によく似ていますね。しかし，これも電極の接着不良によるアーチファクトなのです。

ふつう，電極の接着不良によるアーチファクトは，電極を十分に接着させると消えてしまいますから，棘波や多形デルタ活動との区別は，それほど難しいことではありません。

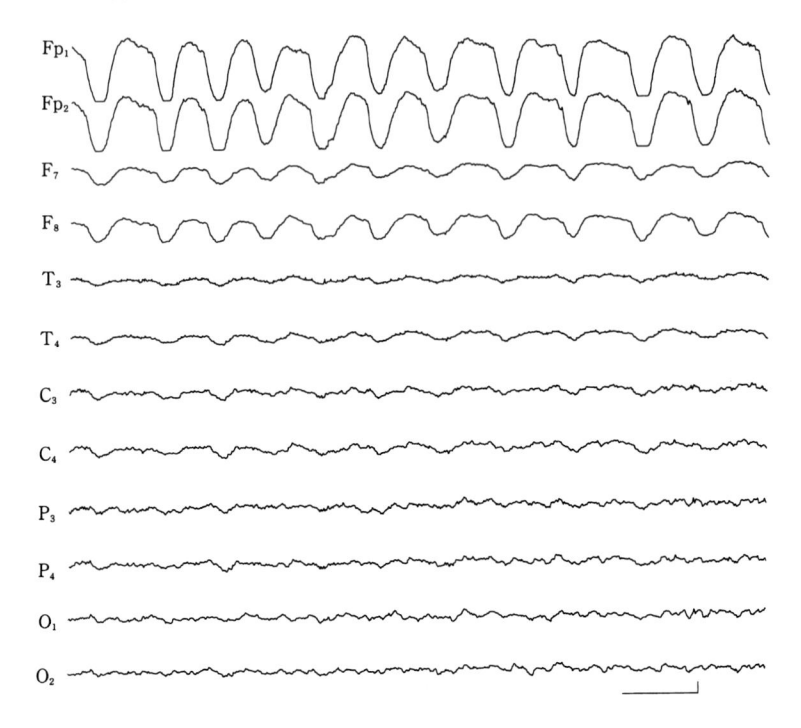

図95 まばたきによるアーチファクト
前頭極部（Fp$_1$, Fp$_2$）にとくに目立って，2 Hzくらいのδ波様の波が律動的に出現している．

3．まばたきや眼瞼振戦によるアーチファクト

図95と図96を見比べて下さい。

ふたつの図とも，太った姿のサイン・ウェーブが左右の前頭極部にとくに目立って，リズミカルにあらわれています。

図95で見られるサイン・ウェーブがより太っていますね。

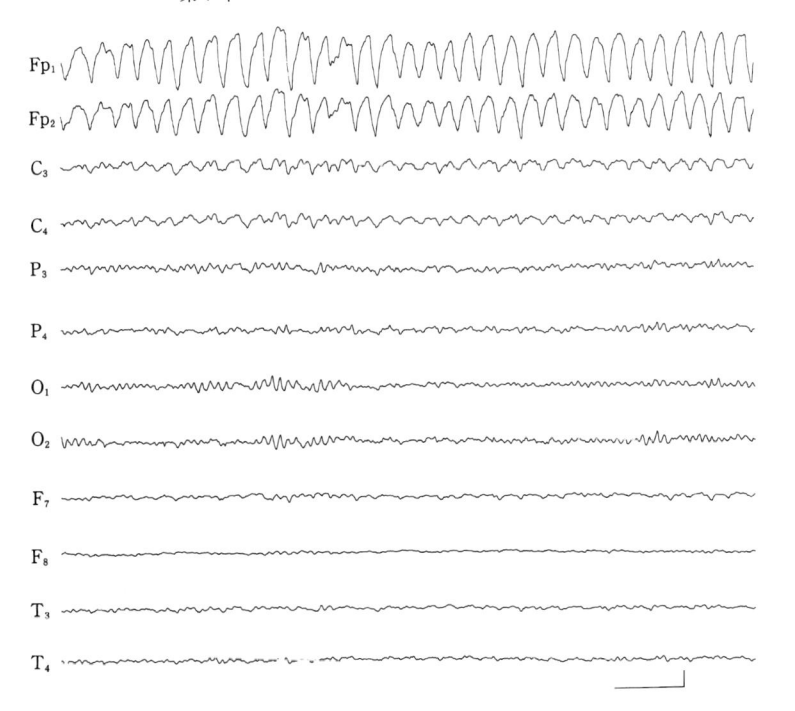

第7章　いろいろなアーチファクトも知っておこう　201

Fp₁
Fp₂
C₃
C₄
P₃
P₄
O₁
O₂
F₇
F₈
T₃
T₄

図96　眼瞼振戦によるアーチファクト
前頭極部（Fp₁，Fp₂）にとくに目立って，3 Hzのδ波様の波が律動的に出現している．

図95の太ったサイン・ウェーブはまばたきによるアーチファクト，図96のそれは**眼瞼振戦によるアーチファクト**です。眼瞼振戦というのは，眼瞼が小きざみにふるえることで，緊張して手が小きざみにふるえれば，手の振戦というわけです。

脳波の用語でお化粧してみましょうか。

図95は，「両側前頭極部にとくに目立って，δ波様の波が律動

的に出現しているが，この波はまばたきと一致していることから，まばたきによるアーチファクトと思われる」，

図96は，「両側前頭極部にとくに目立って，δ波様の波が律動的に出現しているが，この波に一致して眼瞼振戦が見られることから，眼瞼振戦によるアーチファクトと思われる」
とあらわされます。

このようなアーチファクトは，前頭部間欠律動性デルタ活動とよく似ていますが，まばたきや眼瞼振戦に一致してあらわれることを確認さえすれば，誤ることはありません。

4．眼球運動によるアーチファクト

図97を見て下さい。

左右の前頭極部と側頭前部に，やはり太った姿のサイン・ウェーブがあらわれています。

このサイン・ウェーブは，階段状で，とても不規則です。同時に記録した眼球運動（EOG）に一致してあらわれていますね。

これは眼球運動，すなわち眼の動きによるアーチファクトなのです。

脳波の用語でお化粧すると，

「両側前頭極部と側頭前部に目立って，階段状の不規則なδ波様の波が出現している。この波は同時に記録した眼球運動に一致してあらわれることから眼球運動によるアーチファクトであると思われる」
とあらわされます。

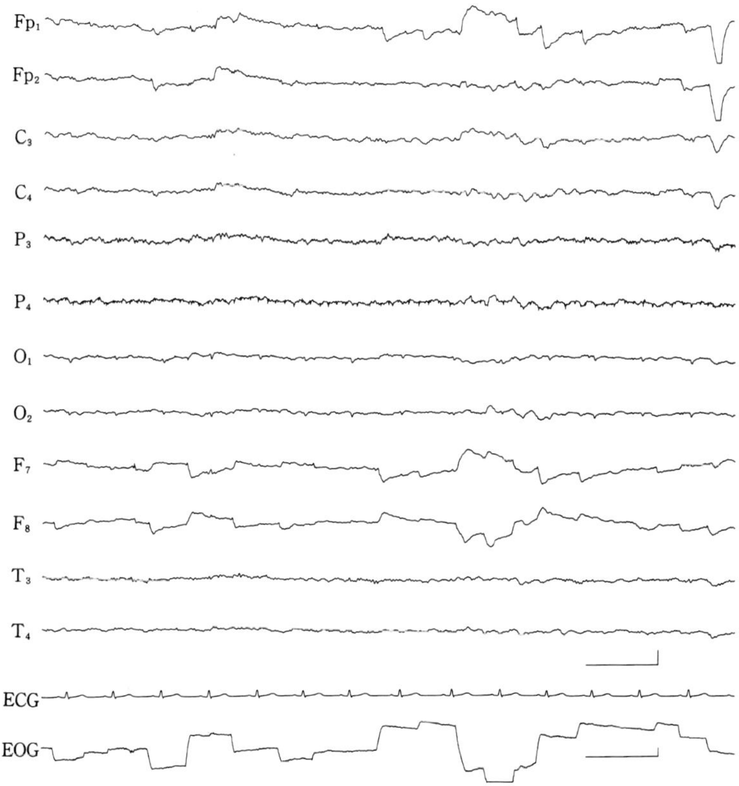

図97　眼球運動によるアーチファクト
前頭極部（Fp1，Fp2）と側頭前部（F7，F8）に目立って，階段状の不規則なδ波様の波が出現しているが，この波は，眼球運動（EOG）に一致している．

眼球運動によるアーチファクトは，多形デルタ活動とよく似ていますので，誤らないようにしないといけません。眼球運動を同時に記録してやれば，容易にそれとわかりますが，眼瞼をタオルやガーゼで軽く圧迫してやると消えることも多いので，アーチファクトと決める際の参考になります。

5．発汗によるアーチファクト

図98を見て下さい。

左右の前頭極部，側頭前部，側頭中部で，大きなゆれが見られますね。

これは**発汗によるアーチファクト**です。

脳波の用語でお化粧すると，

「不規則なごくゆっくりした基線のゆれが，両側前頭極部，側頭前部，側頭中部に見られるが，これは発汗によるアーチファクトと思われる」

とあらわされます。

発汗によるアーチファクトは，この図のように，前頭極部や側頭前・中部に見られることが多いのです。皿電極に見られやすいのですが，汗をふきとって電極をきちんととりつけてやると消えますので，容易にアーチファクトであることがわかります。

6．筋電図によるアーチファクト

図99を見て下さい。

左右の前頭極部だけが，波が幾重にも重なり，黒く濃く染ま

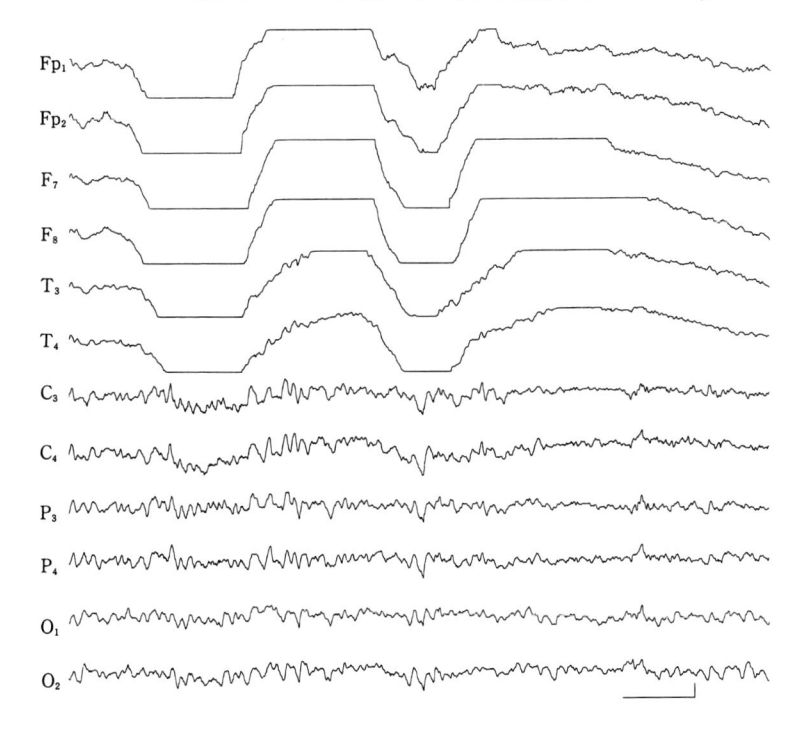

図98 発汗によるアーチファクト
不規則なごくゆっくりした基線のゆれが，前頭極部（Fp$_1$, Fp$_2$），側頭前部（F$_7$, F$_8$），側頭中部（T$_3$, T$_4$）に見られる．

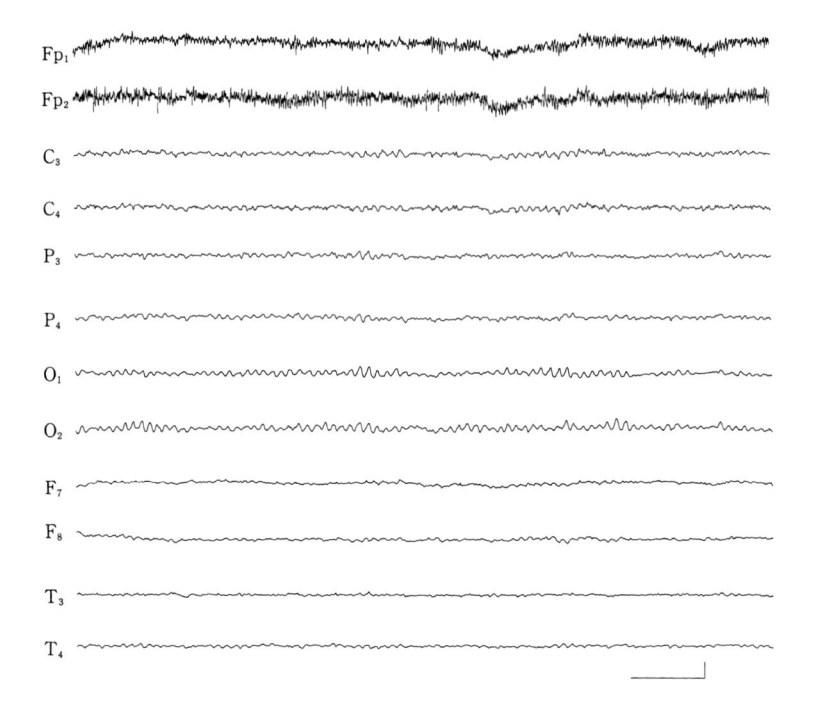

図99 筋電図によるアーチファクト
前頭極部（Fp₁, Fp₂）に，尖鋭な波が幾重にも重なって出現している．

っています．

これは，眼瞼を強く閉じているためにあらわれた**筋電図によるアーチファクト**なのです．

脳波の用語でお化粧すると，

「両側前頭極部に，尖鋭な波が幾重にも重なって持続性に出現している．これは，眼瞼を強く閉じるためにあらわれた筋電

図によるアーチファクトと思われる」
とあらわされます。

　筋電図によるアーチファクトは，口をきつく閉じたり，歯を強く咬んでいると側頭前・中部，枕の位置が高すぎて安定が悪いと後頭部，咳をしたり，緊張が強いとすべての場所にあらわれます。また，リズミカルに出現する棘波と似ていますが，緊張や動きがなくなると消えますから，棘波と区別することは難しいことではありません。

あなたとご一緒してきた脳波の旅も, 今, 終曲を迎えようとしています。しかし, 脳波も, 時代の進歩と共に大きく様変わりしようとしていることを, 最後にどうしてもお話しておかなければいけません。
「脳が眺められる」という画期的な時代の幕開けとともに, 脳波はその姿をどのように変えようとしているのか, そのことをお話してこの長い旅を終えることにしたいと思います。

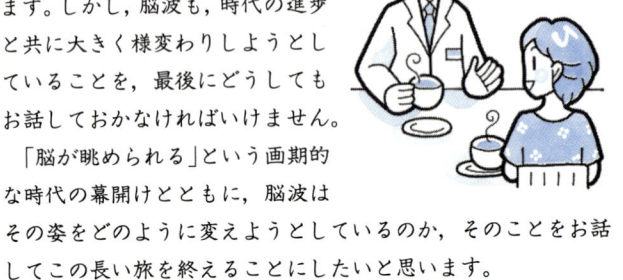

第8章
脳が眺められる時代がやってきた

1．今，脳はどんな風に眺められるの？

　今から30年ほど前に，**コンピュータ断層撮影法** computed tomography，CT と呼ばれる人体の新しい撮影方法が開発されたことは，医学の世界を大きく塗り変えてしまいました。

　それまで，脳の病気を診断するためには，脳に分布する血管の走り具合を撮影したり，注入された空気がどんな具合に脳に流れこんでいるかを撮影する方法が主に使われていましたが，いずれの方法も患者さんに大きな苦痛を与えるという問題点がありました。それと，脳腫瘍という病気にたとえてお話しますと，「この血管の走り方はどうも変だ，これは何か腫瘍のようなもので血管が押し曲げられているに違いない」というようなとらえ方しかできず，腫瘍そのものの輪郭を描き出すことは不可能だったわけです。

　しかし，CTの登場は，これらの問題点を大きく拭い去ってくれました。

　CTというのは，X線を脳を輪切りにするように照射し，それぞれの輪切り（横断面）をコンピュータによって画像にしてい

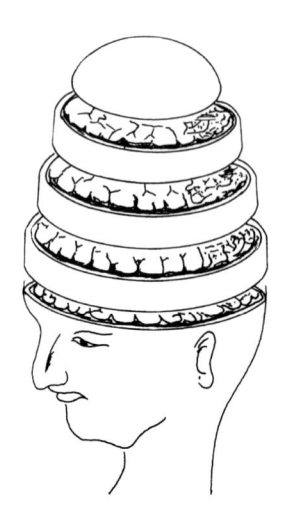

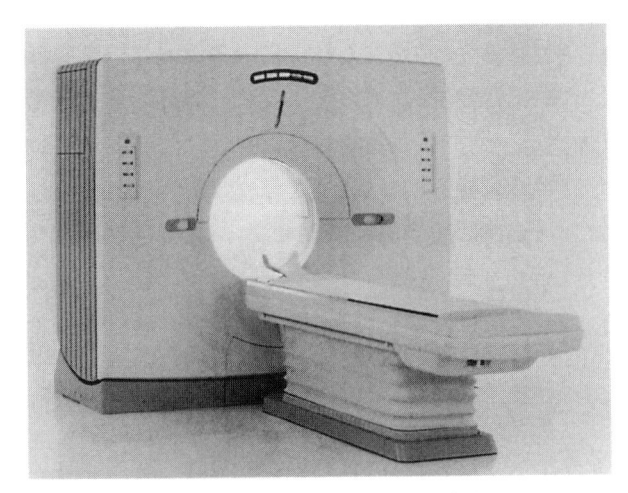

図100　コンピュータ断層撮影法（CT）

く撮影方法ですが（**図100**），先ほどの脳腫瘍にたとえますと，腫瘍そのものの輪郭をたちどころにくっきりと描き出すことができますし，脳の細部をより詳しく，よりリアルに画像として描き出す性能をもっているのです。X線を使用することから，妊産婦は避けなければいけませんが，一般には，患者さんは，検査中じっと動かずにいさえすればいいわけで，この間とくに苦痛を感ずることもないという大きな利点があります。

そんなわけで，今では，CTのない病院を捜すことが困難と言えるまでに広く普及し，CTの登場は，日常の診療で簡単に脳が眺められる時代をもたらしてくれたと言えるでしょう。

さて，「脳が眺められる」ということをもっと身近に感じていただくために，脳CTの正常像と，脳のいろいろな病気のCT像を実際に見てみましょう。

図101が，脳CT（成人）の正常像です。前頭葉，側頭葉，頭頂葉，後頭葉，側脳室，第3脳室，尾状核，視床といった脳のいろいろな部分がくっきりと描き出されています。

このような正常像に対し，脳のいろいろな病気では，CT像はどんな風に描き出されるのでしょうか？

図102を見て下さい。

症例1は，脳腫瘍のCT像です。右前頭葉に，白い円形の像が描き出されていますが，CTでは，これを高吸収域と呼びます。この円形の高吸収域が，脳腫瘍そのものなのです。

症例2は，頭部外傷後遺症のCT像です。右前頭葉から右側頭，頭頂葉に及ぶ広い範囲が黒っぽくおおわれています。CTでは，これを低吸収域と呼びます。頭部外傷後の脳挫傷が広い範

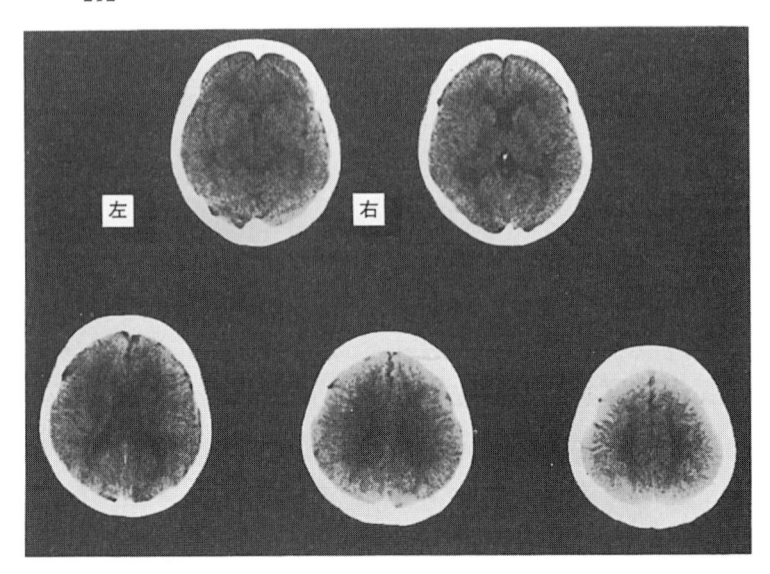

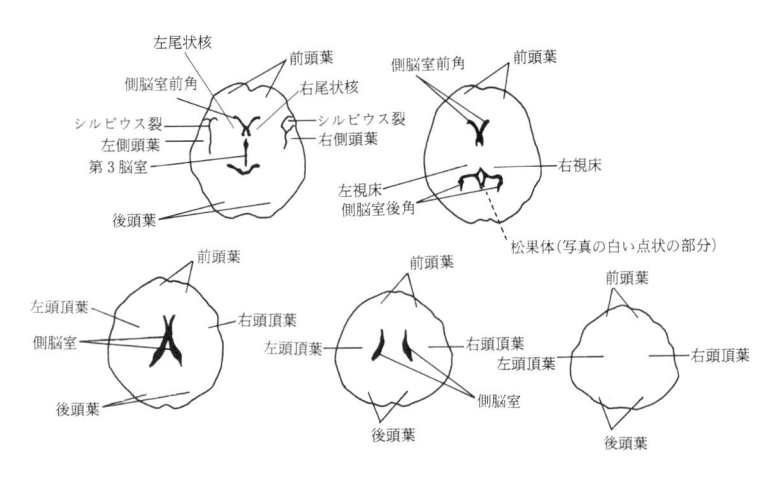

図 101　脳 CT（成人）の正常像

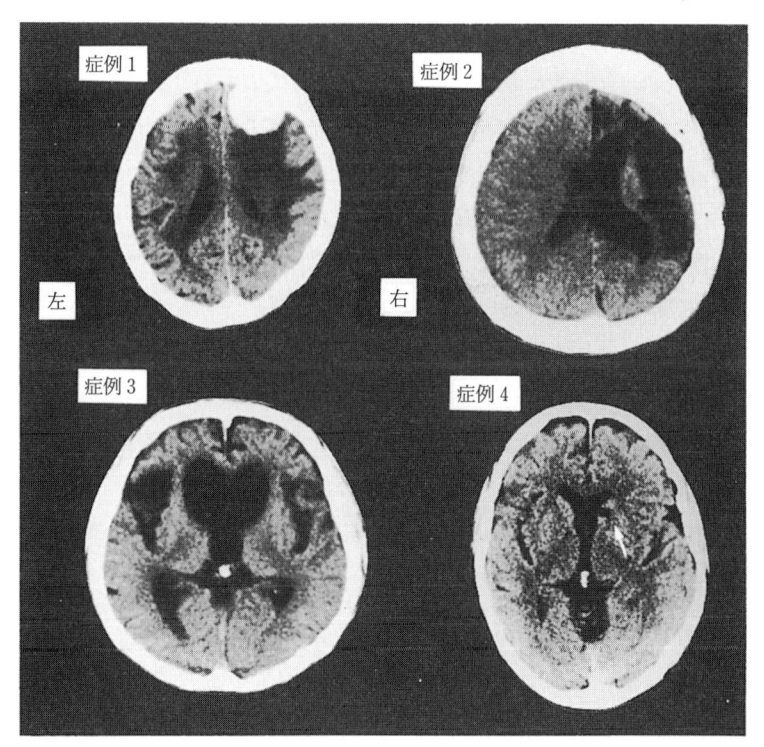

図 102　いろいろな異常 CT 像
症例 1 は脳腫瘍，症例 2 は頭部外傷後遺症，症例 3 はピック病，症例 4 は脳梗塞の CT 像である．

囲に及び，低吸収域として認められるわけです。

　症例 3 は，ピック病と呼ばれる，人格変化や認知症症状，言語機能の障害をきたす病気の CT 像です。両側の側頭葉，前頭葉に低吸収域が見られ，この部分が著しく萎縮していることがわかります。

症例4は，記憶力障害やごく軽い認知症症状が見られる脳梗塞（脳血管障害）のCT像です。右の尾状核と呼ばれる部分に，小さな斑点状の低吸収域が見られ(矢印)，この部分に梗塞巣のあることがわかります。

このように，脳のいろいろな病気で，CTは変化に富んだ異常像を描き出してくれることがおわかりいただけたと思います。

2．脳の画像と脳波はどんな風に関わり合っているの？

さて，それでは，このような脳の画像が，脳波とどのように関わり合っているのか，もっとわかりやすく言えば，脳の病気を診断するうえで，脳の画像と脳波がそれぞれどのような情報を与えてくれるか，先ほど示した4つの異常CT像を例にとって見ていくことにしましょう。

この4つの例では，いずれの場合も，CTは重要な情報を与えてくれるということはわかりますね。このようなCTの情報に対し，脳波はどんな情報を与えてくれるか，図102に示したそれぞれの症例で見てみようというわけです。

図103は，**症例1**の脳波です。右前頭極部と右前頭部に多形デルタ活動が出現しています。CTで認められた異常部位に一致して，脳波でも，局在性の異常所見が見られます。

図104は，**症例2**の脳波です。左後頭部を中心に，左側では，中等電位の8〜10 Hz α 波がほぼ連続よく出現していますが，右側では，左側に比べ，α 波は低電位で，出現もまばらです。

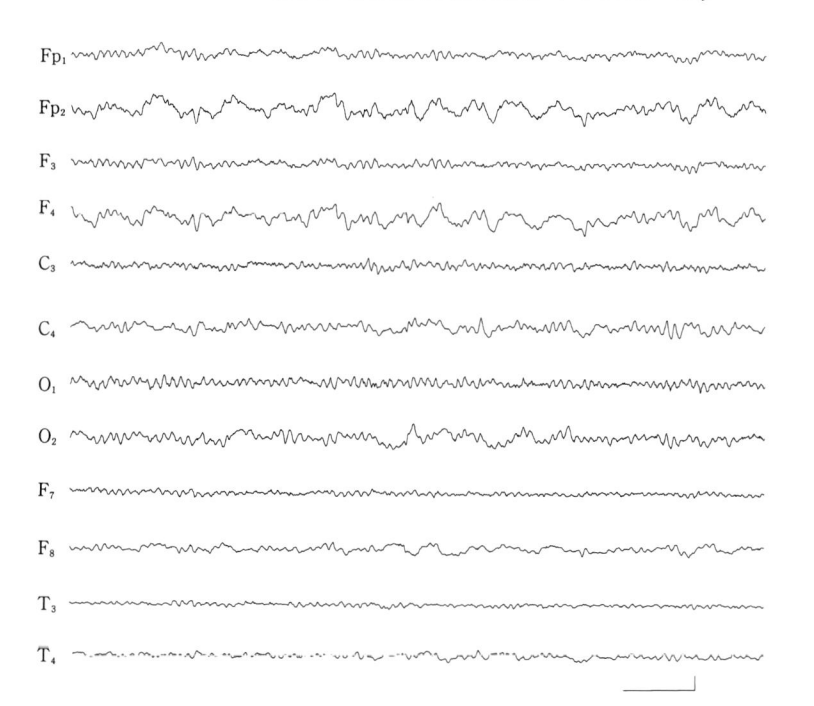

```
Fp₁ ～～～～～～～～～～～～～～～～～～
Fp₂ ～～～～～～～～～～～～～～～～～～
F₃  ～～～～～～～～～～～～～～～～～～
F₄  ～～～～～～～～～～～～～～～～～～
C₃  ～～～～～～～～～～～～～～～～～～
C₄  ～～～～～～～～～～～～～～～～～～
O₁  ～～～～～～～～～～～～～～～～～～
O₂  ～～～～～～～～～～～～～～～～～～
F₇  ～～～～～～～～～～～～～～～～～～
F₈  ～～～～～～～～～～～～～～～～～～
T₃  ～～～～～～～～～～～～～～～～～～
T₄  ～～～～～～～～～～～～～～～～～～
```

図103　症例1（脳腫瘍）の脳波
右前頭極部（Fp_2）と右前頭部（F_4）に多形δ波が出現している（69歳）．

　この症例でも，先ほどの症例と同じように，CTで認められた異常部位に対応して，脳波でも「左右差」という局在性の異常所見が見られ，CT，脳波ともに重要な情報を与えてくれることがわかります．

　次に，**図105**を見てみましょう．これは，**症例3**の脳波です．8〜10 Hz α波がほぼ広汎性に，不規則，不安定に出現し，正常

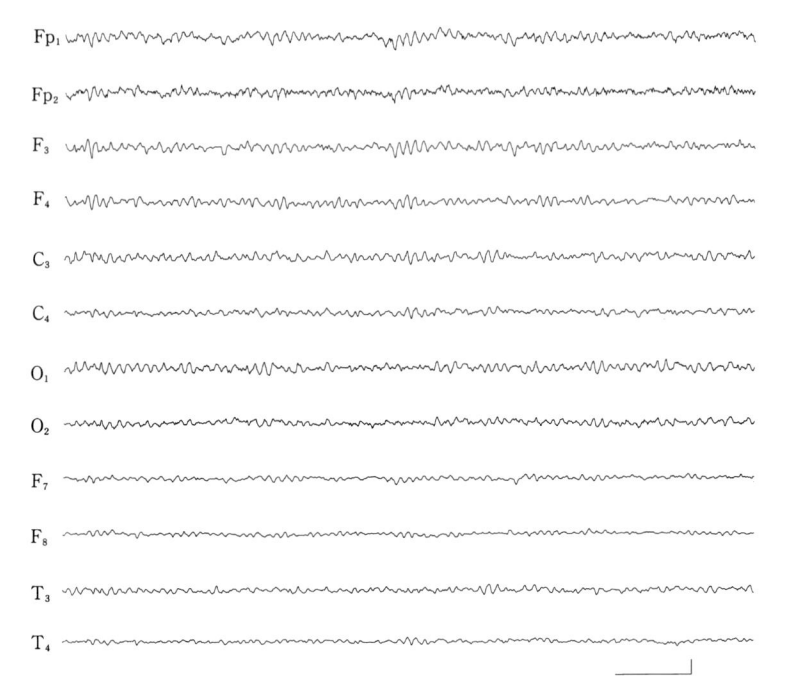

図104 症例2（頭部外傷後遺症）の脳波
左後頭部（O_1）を中心に，左側では，中等電位の8～10Hz α 波がほぼ連続よく出現しているが，右側では，左側に比べ，α 波は低電位で出現もまばらである（42歳）．

範囲内の脳波と言えます。この症例をピック病と診断するうえで，CT，脳波の所見を比較すると，CTの方がはるかに重要な情報を与えてくれることがわかります。

症例4の脳波はどうでしょうか？ 図106がそれです。9～10Hz α 波がほぼ連続よく出現し，異常と言える所見は見られません。この症例でも，小さな梗塞巣をくっきりと描き出し

Fp₁ の波形

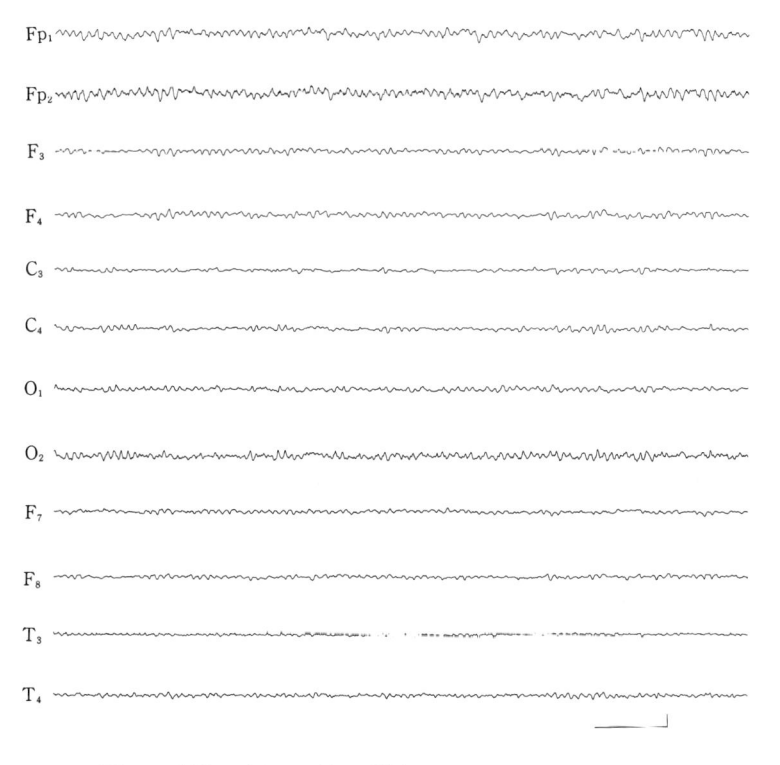

図105 症例3（ピック病）の脳波
8〜10Hz α 波が，ほとんどすべての場所に，不規則，不安定に出現している（45歳）．

ているCTの方が，より重要な情報を与えてくれると言えるでしょう。

このふたつの症例を見ていると、脳の画像診断の普及に伴い、脳波診断の重要性はいささか背景に退いたのではないかと、あ

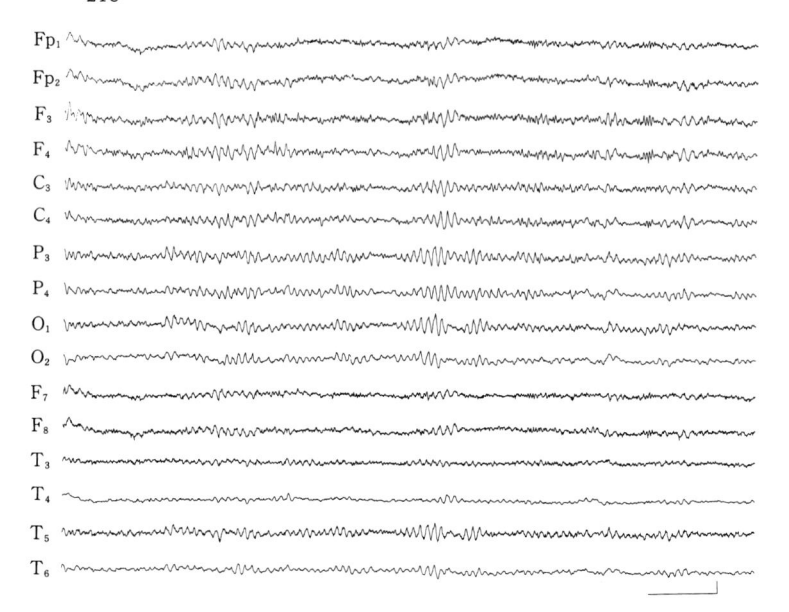

```
Fp₁
Fp₂
F₃
F₄
C₃
C₄
P₃
P₄
O₁
O₂
F₇
F₈
T₃
T₄
T₅
T₆
```

図106 症例4（脳梗塞）の脳波
9〜10Hz α波が，ほぼ連続よく出現している（59歳）．

なたは思われるかもしれません。しかし，決してそうではありません。てんかんや，三相波が見られる肝脳疾患，周期性同期発射が見られるクロイツフェルト・ヤコブ病などでは，脳波の所見がしばしば診断の決め手になることはすでに学びましたし，脳死を判定するうえで，脳波の所見は決して欠かすことができません。また，臨床的に昏睡状態など意識障害を示す症例で，CTに何の変化も見られないような場合，脳波が診断の道しるべとして，より重要な情報を与えてくれることも少なくないの

です。

 したがって，日常の診療では，「脳の形や格好」についての情報を与えてくれる画像診断と，「脳の働き具合」についての情報を与えてくれる脳波診断とを，いつも比較検討しながら，病気の具合を総合的に判断していくことが大切であって，そのどちらが欠けても片手落ちと言わなければならないでしょう。

3．今，脳の画像はどんな風に変わってきているの？

 CTが登場した後，脳を画像化する撮影方法は，急速な進歩をとげました。

 核磁気共鳴現象を利用した**磁気共鳴画像 Magnetic Resonance Imaging (MRI)**，ガンマ線を放出する標識原子を使った**シングルフォトン・エミッション CT Single Photon Emission CT (SPECT)**，ポジトロン（陽電子）を使った**ポジトロン・エミッション断層法 Positron Emission Tomography (PET)**と呼ばれる撮影方法が代表的なものと言えるでしょう。

 ただ，MRI はもっと普及してきましたが，SPECT, PET は，ごく限られた施設にしか備えられていないというのが現状で，普及までには時間がかかるでしょう。本来なら，これらすべての画像について，詳しくお話をしなければならないのですが，脳波の旅という本来の目的からはずれることにもなりますので，ここでは，アルツハイマー型認知症のMRI, SPECT, PET（図107, 108）を2例のみ眺めるということにさせていただきたく

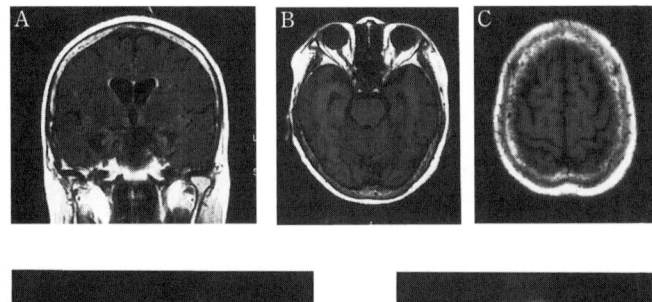

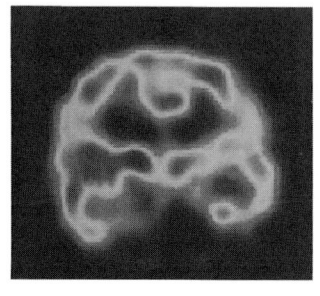

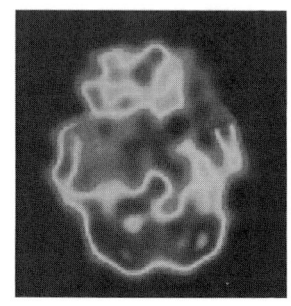

図107 アルツハイマー型認知症（75歳，女性）のMRI（上）
A．側頭葉の内側面の萎縮を認める
B．側脳室下角の拡大を認める
C．大脳皮質のび漫性萎縮を認める

同一症例のECD（99mTc-ethyl cysteinate dimer）SPECT（下）
　冠状断（左），水平断（右）において側頭葉内側面の脳血流の低下を認める

（筑波大学朝田隆教授，谷向知講師のご好意による）

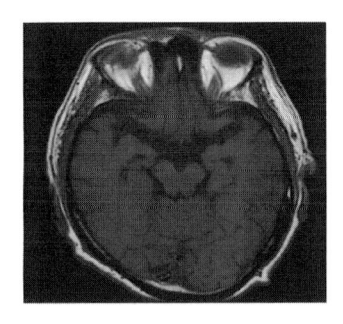

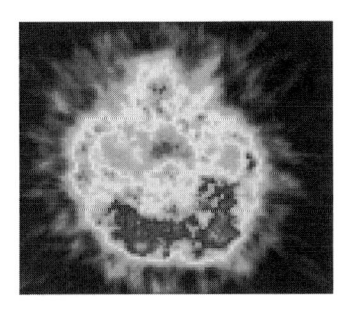

図108 アルツハイマー型認知症（55歳，男性）のMRIとFDG（18F-fluoro-2-deoxy-d-glucose）PET
MRI（左）で側脳室下角の拡大を認め，FDG-PET（右）では側頭葉内側面で糖代謝の低下を認める
（筑波大学朝田隆教授，谷向知講師のご好意による）

思います。

4．今，脳波はどんな風に変わってきているの？

「脳が眺められる」時代がやってきて，画像診断がいかに大切であるか，それなりに理解していただけたと思いますが，それでは，脳波の分野では，コンピュータは使われていないのでしょうか？

お話するのがすっかりおそくなってしまいました。

脳波の世界でも，今やコンピュータ花盛りで，コンピュータを使った解析がさかんに行われるようになりました。

ここでは，その一部分を紹介することにしましょう。

1. 脳波の定量分析法

脳波は時々刻々と変化する電位のゆらぎでこれを紙にインク書きすると，ある周期と振幅をもつ波の連なりとして観察されることはすでにお話しました。このような電位変動を定量的に分析すると，脳波の細かい性質が明らかになるため，今，いろいろな脳波分析法が開発されています。そのなかから代表的な3つの方法を紹介しましょう。

図109を見てください。

最上段に，紙記録した20秒間の脳波を示しました。規則的なα律動がよく出現しています。図の下段には，この脳波を3つの脳波分析法で定量化した結果を示しました。

① 波形認識法

脳波を視察的に観察した印象を，そのまま数値に置き換えようとする方法が**波形認識法**です。これは臨床脳波の専門家が，脳波スケールを用いて視察的，用手的にひとつひとつの波の周期と振幅を計測する方法を，忠実にコンピュータにシミュレートしたものです。したがって臨床脳波を解釈するのにすぐれた方法で，年齢別の正常値を作成して脳波を自動診断する機器が開発されています。

図の横軸は周期の逆数，すなわち周波数で，1秒間に何回振動する波であるかをあらわし，単位はHz（ヘルツ）です。縦軸はその波が20秒間に何個出現したかをあらわしています。約10 Hzの波，すなわち1秒間に10回振動する波が最も多いことがわかります。また，ほとんどの波が8 Hzから13 Hzの間，すなわちα波であることもわかります。

第8章　脳が眺められる時代がやってきた　223

原脳波

波形認識法

Hz

パワースペクトル法（FFT法）

μv^2

$(50\mu v)^2$

0　　　5　　　10　　　15　　　20　　　25　Hz

パワースペクトル法（自己回帰法）

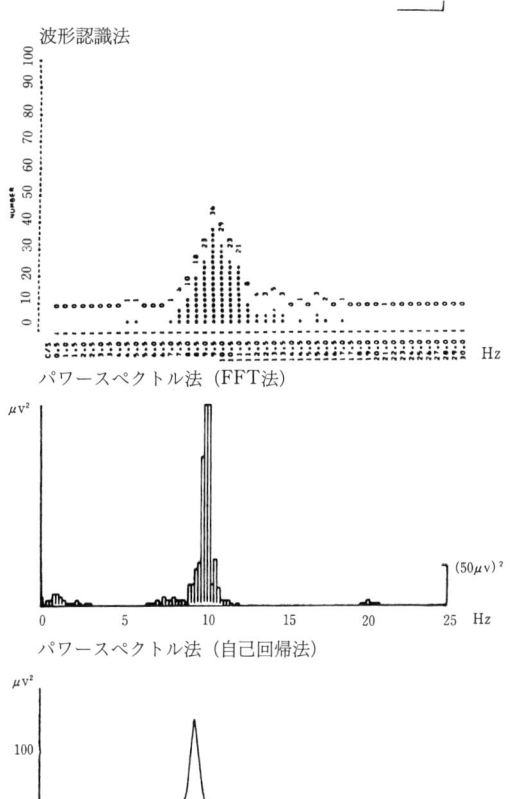

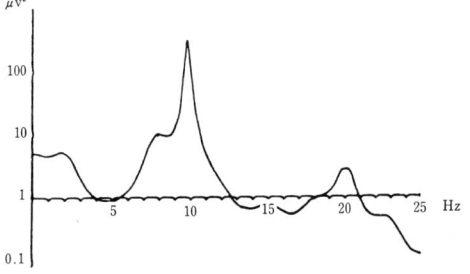

μv^2

100

10

1

5　　10　　15　　20　　25　Hz

0.1

図109　脳波の定量分析法のいろいろ
　　　　　　　（東京医科歯科大学松浦雅人教授のご好意による）

② 高速フーリエ変換法（FFT 法）を用いたパワースペクトル法

フーリエ変換法は，音声の分析などにも用いられる方法で，複雑なゆらぎを示す波を，一定の周波数（これを分解能といいます）ごとの波に分解する方法です。ちょうど白色の太陽光を，プリズムを使ってさまざまな色に分解したものを，光のスペクトルと呼ぶのと同じです。脳波の場合にはパワースペクトルと呼びますが，パワーとは電力のことで，その周波数の波の強さをあらわします。フーリエ変換をコンピュータで高速で計算する方法が，**高速フーリエ変換法** fast fourier transform, FFT 法です。

図は同じ脳波を FFT 法で分析した結果で，横軸が周波数，縦軸がパワーの大きさで，単位は μV（マイクロボルト）の 2 乗です。視察でははっきりしませんが，パワースペクトルを見ると，10 Hz の大きなピークのほかに，1〜2 Hz の δ 波と，20 Hz の β 波に小さなピークが見られることがわかります。

FFT 法を用いると瞬時にフーリエ変換ができることから，各種の脳波分析法のなかでも最も広く用いられています。手術中の麻酔の深さを知るために，脳波を FFT 法で連続して分析し，時間経過とともに表示する機器があります。また，リラックスするために α 波を音に変換し，それを耳で聞いて α 波がたくさん出るようにトレーニングする，バイオフィードバックの装置にも FFT 法が使われています。

③ 自己回帰法を用いたパワースペクトル法

自己回帰法 は過去のデータから現在のデータを予測する方法で，これを用いてパワースペクトルを求めることができます。

計算は複雑ですが、短いデータからも正確なスペクトルが得られることから、地震波の解析などに応用されています。FFT法と違って連続した美しいスペクトルが得られます。

図は同じ脳波を自己回帰法で分析した結果で、やはり横軸は周波数、縦軸はパワーの大きさですが、ここでは対数表示してあります。FFT法と同様に、10 Hzに大きなピークがあり、そのほかに1～2 Hzと20 Hzに小さなピークがあることがわかります。

最大エントロピー法と呼ばれるスペクトル解析法も自己回帰法と似た方法で、このような新しい方法も、脳波のパワースペクトルを求める方法として用いられるようになってきました。

2. 脳波のトポグラフィ表示

頭皮上のたくさんの場所から記録した脳波を分析し、δ波やθ波、あるいはα波の大きさを、ちょうど地図の等高線図のように二次元的に表示する方法が行われており、これは**脳波トポグラフィ EEG topography**と呼ばれています。

図110は7歳の女児が頭部を打撲し、脳震盪を起こした時の脳波トポグラフィです。短時間の意識喪失と、その後ぼんやりした状態がつづきましたが、神経症状を残すことなく完全に回復しました。受傷直後から経過を追って脳波を記録し、波形認識法で分析したものです。頭を真上から見た形で表示されており、上が鼻側、すなわち前頭部で、下が後頭部です。図の左がδ波、中央がθ波、右がα波の出現量を示しています。色の濃い場所が、それぞれの波の量が多いことをあらわします。

受傷直後の脳波

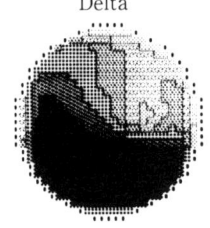

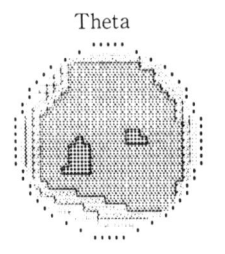

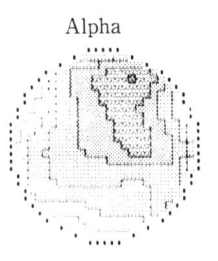

Delta　　　　　　Theta　　　　　　Alpha

受傷後11日目の脳波

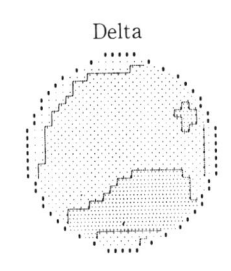

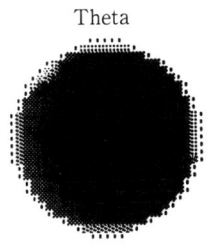

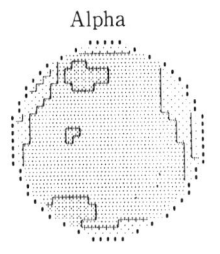

Delta　　　　　　Theta　　　　　　Alpha

受傷後28日目の脳波

Delta　　　　　　Theta　　　　　　Alpha

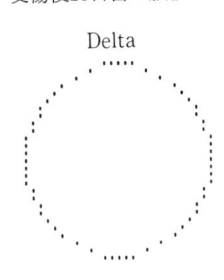

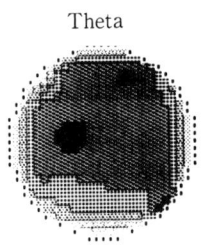

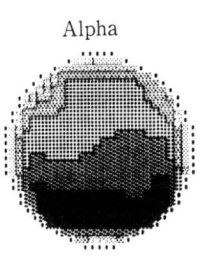

図110 頭部外傷例の脳波トポグラフィ
（東京医科歯科大学松浦雅人教授のご好意による）

最上段の図は，受傷直後の脳波で後頭部優位にδ波が多量出現し，α波は前頭部優位に少量見られるのみです。この時は，軽い意識混濁があったと思われます。図の中段は受傷後11日目の脳波トポグラフィで，δ波は減少しましたが，θ波が頭部全体に多量に出現し，α波はやはり少量出現するのみです。この時期には，臨床症状は認めませんでしたが，脳波上はまだ頭部打撲の影響が残っていると考えられました。図の下段は受傷後28日目の脳波で，δ波は消失し，α波が後頭部優位に多量に出現し，ほぼ受傷前の脳波に戻ったと考えられます。臨床的にも全く症状は認めませんでした。

　このように脳波トポグラフィを見ると，脳波の専門家でなくとも変化が一目瞭然にわかります。脳波トポグラフィは，このような波の量だけでなく，誘発電位のピークの大きさの頭皮上分布を見るなど，さまざまに応用されています。また，脳波トポグラフィを連続してテレビ画面上に表示し，アニメーションのように脳波や誘発電位の時間的変化を視覚化する方法も行われています。現在は，このような脳波トポグラフィを作成するための機器が，多数市販されています。

エピローグ
旅の終わりに

　あなたとご一緒してきた「脳波の旅」も，こうして無事終えることができました。あなたにとっては，どんな旅だったでしょうか？

　私はといえば，この旅路は，「楽しみながら脳波を学んでいただけるような入門書を完成させたい」という私なりの夢に，一歩でも近づいていくための道のりであったように思えます。ふりかえってみますと，それは決して平坦な道のりではありませんでした。数多くの困難が待ち受け，何度投げ出したいと思ったことでしょうか。しかし，作品の評価はともかくとして，ひとつの夢を曲がりなりにも実現することができ，今，私は快い疲労感に包まれています。

　「現代人が追い求める心の安らぎって，こんな状態を言うのだろうか」と考えたくなるような，不思議なほどの安らぎです。途中で挫折していたら，この安らぎはきっと得られなかったでしょう。「心の安らぎ」って，多くの困難を乗り越え，ひとつの夢がかなえられた時に得られるものかもしれませんね。

　同じことがストレスについても言えそうです。

　「ストレスから逃げようとするのではなく，ストレスをあるがままに受け入れながらそれを乗り越えようとしていく，この

努力が心の安らぎへと近づいていくひとつの道のりかもしれない」と，旅の終わりに，ふとそんなことを考えたりするのです。

　お別れの時がやってきました。また，いつの日か，あなたとお会いできることもあるでしょう。

引用させていただいた文献

1) 上原和夫：音楽健康法-音風景の中での音楽体験（コンパクトディスク）．ビクター音楽産業，1990．
2) 伊藤正治：健康．imidas 1991，集英社，東京，1990．
3) imidas 2006，集英社，東京，2005．
4) Lindsley, D. B.：A longitudinal study of the occipital alpha rhythm in normal children-Frequency and amplitude standards. J. Gen. Psychol., 55：197-213, 1939.
5) 有馬正高：正常小児脳波．小児科診療，24：333−343，1961．
6) 清野昌一：講座てんかんの福祉(9)．第1章てんかんに悩む人々の歴史と人権．3．国際てんかん制圧運動の歴史（1）．月刊「波」，9：292-293，1985．
7) 佐野圭司：脳波―脳外科領域における脳波．日本の医学の1959年（第15回日本医学会総会学術集会記録），Ⅴ：682 692，1959．
8) Noachtar, S., Binnie, C., Ebersole, J., Mauguière, F., Sakamoto, A. and Westmoreland, B.：A glossary of terms most commonly used by clinical electroencephalographers and proposal for the report form for the EEG findings. Electroencephalogr. Clin. Neurophysiol., Suppl. 52：21-41, 1999.
9) Gibbs, F.A., Rich, C.L. and Gibbs, E.L.：Psychomotor variant type of seizure discharge. Neurology, 13：991-998, 1963.

和文事項索引

<あ 行>

アーチファクト 193
アルツハイマー型認知症 219
アルファ減衰 41
アルファ昏睡 152
α 帯域波 154
アルファ波（α wave） 27
α 波の左右差 127
α 波の徐化 71
α 波の連なり 31
α 律動 31
意識減損 109
意識障害 19, 28, 143
意識障害の重さ 147
意識障害の脳波 143
異常脳波 77
位相の逆転 12, 109, 170
ウィケット棘波 170
ウンフェルリヒト・ルンドボルグミオクローヌスてんかん 85
ウエスト症候群 90
鋭・徐波複合 34, 87
鋭波 34
FFT 法 224

<か 行>

開眼 41
覚醒後過同期 68
過呼吸賦活法 180
画像診断 219
カタプレキシー 142
活性化基準電極 109
眼球運動によるアーチファクト 202
眼瞼振戦によるアーチファクト 200
肝脳疾患 20, 120, 218
基準電極 10
基準電極の活性化 109
基準導出法 12
基礎活動 36
逆説アルファブロック 143
逆説睡眠期 55
急速眼球運動 46
狂牛病 119
局在関連てんかん 96
局在性 35, 96, 197
局在性棘波 94
棘・徐波昏迷 158
棘・徐波複合 34
棘波 33
筋電図によるアーチファクト 204
クロイツフェルト・ヤコブ病 117, 218
群発 35
群発・抑圧交代 149
軽睡眠期 47
軽睡眠初期 47
K複合 48
傾眠 147
欠神発作 78, 180
高吸収域 211
光原性てんかん 188
高速フーリエ変換法 224

高電位　29
行動性自動症　109
後頭部間欠律動性シータ活動　136
後頭部間欠律動性デルタ活動　136
後頭部三角波　67
後頭部の棘波　96
広汎アルファパタン　123
広汎性　31,34,197
広汎性徐波異常脳波　143
広汎性徐波群発　93
口部自動症　109
昏睡　146
コンピュータ断層撮影法　209
昏眠　147
昏迷　147

＜さ　行＞

雑音　193
サプレッションバーストをもつ早期乳児てんかん性脳症　93
左右差　32,62
サラームけいれん　92
散在性　31
三相波　34,120,218
3 Hz 棘・徐波複合　77,180
磁気共鳴画像　219
自己回帰法　224
視床　17,167,211
視床および視床下部てんかん　168
持続　26
持続性　31
シータ波（θ wave）　27

ジャクソン・マーチ　97
若年ミオクロニーてんかん　85
周期　26
周期性同期発射　117,218
10-20（電極）法　10
周波数　26,60
14＆6 Hz 陽性群発　163
14Hz 陽性群発　164
小鋭棘波　168
小発作欠神　78
徐波　28
徐波睡眠　59
自律神経発作　167
シングルフォトン・エミッション CT　219
進行性家族性ミオクローヌスてんかん　85
深睡眠期　55
心電図によるアーチファクト　194
振幅　29,62
睡眠時後頭部陽性鋭一過波　49
睡眠時良性てんかん形一過波　170
睡眠第1段階　47
睡眠第3段階　54
睡眠第2段階　47
睡眠第4段階　55
睡眠による脳波の変化　44
睡眠賦活法　190
睡眠発作　142
睡眠麻痺　142
性格　43
正常成人の安静覚醒閉眼時脳波　39

正常脳波　39
精神運動発作　105
精神運動発作異型　176
成人潜在性律動性脳波発射　175
全身性強直間代発作　82
漸増律動　89
前頭部間欠律動性シータ活動　136
前頭部間欠律動性デルタ活動　134
前頭部の棘波　96
双極導出法　12
側頭前部の棘波　105
側頭中部の棘波　114
側頭葉てんかん　105
速波　28,75

　　　　＜た　行＞

第3脳室　134,211
対称的　32
大発作　82
怠慢活動　131
多棘・徐波複合　34,83
多棘複合　34
多形デルタ活動　129
多形デルタ波　129
脱力発作　142
探査電極　10
男女差　43
単発　35
単律動δ波　134
中心・側頭部脳波焦点をもつ良性小児てんかん　115
中心部の棘波　96

中等電位　29
中等度睡眠期　54
低吸収域　211
低電位　29
低電圧脳波　126
低電位不規則速波　41,73,74
デルタ波（δ wave）　27
てんかん　19,34,218
てんかん発作　78,116
電極　9
電極の組み合わせ方　10
電極の接着不良によるアーチファクト　197
電極箱　15
点頭てんかん　90
頭蓋頂鋭一過波　47
頭頂部の棘波　96
頭部外傷　20,128
頭部外傷後遺症　211
突発波　34
突発発射　34
突発放電　34
トリクロホスナトリウム　191

　　　　＜な　行＞

ナルコレプシー　20,139
入眠期　47
入眠時過同期　68
入眠時幻覚　142
入眠時レム期　138
認知症　20
認知症状　118,213,214
ねむけ時律動性側頭部シータ群発　178
眠りの深さ　57,58

年齢による脳波の変化　58
脳炎　20
脳幹　17, 134, 155, 157
脳血管障害　20, 128, 214
脳梗塞　214
脳挫傷　211
脳死　20, 150
脳出血　129
脳腫瘍　20, 129, 131, 211
脳動脈硬化症　126
脳の形や格好　219
脳の働き具合　19, 28, 219
脳の未発達さ　67
脳波　8
脳波計　9
脳波検査　20, 151
脳波診断　219
脳波測定用定規　27
脳波トポグラフィ　225
脳波の異常の度合い　147
脳波の定量分析法　222
脳波の賦活　179
脳波判読　21
ノンレム期　56
ノンレム（NREM）睡眠期　56

<は 行>

背景活動　36
波形認識法　222
バースト　35
発汗によるアーチファクト　204
羽ばたき振戦　121
バルビツール酸系の薬　75
パワースペクトル法　224
ハンプ　47
光筋原応答　188
光駆動　185
光けいれん応答　188
光刺激賦活法　185
光突発応答　188
光ミオクローヌス応答　188
皮質　17, 131
尾状核　211, 214
ピック病　213
ヒプサリズミア　89
ビルドアップ　180
ファントム棘・徐波　161
非定型棘・徐波複合　80
複雑部分発作　105, 170
部分てんかん　96
プリオン病　119
平坦脳波　150
ベータ昏睡　157
ベータ波（β wave）　27
ベンゾジアゼピン系の薬　75
ペントバルビタールカルシウム　191
紡錘波　48
紡錘波昏睡　157
ポジトロン・エミッション断層法　219
発作間欠期の脳波　102
発作時脳波　102, 175
ポリグラフィ　46, 139

<ま 行>

まどろみ期　47
まばたきによるアーチファクト　201

ミオクロニー　84,118
ミオクロニー発作　83
ミオクローヌス　84
見かけの陽性鋭波　108
無活動，脳波記録の　150
明識困難状態　147

＜や　行＞

誘発睡眠　191

＜ら　行＞

瘤波　47
レム期　56,139
レム睡眠期（REM睡眠期）
　　46,56
REM段階　55
連結双極導出法　12
レンノックス・ガストー症候群
　　87,142
6 Hz 棘・徐波　161
6 Hz 陽性群発　164
ローランド放電　114

欧文事項索引

⟨ A ⟩

absence seizures　78
alpha attenuation　41
alpha-coma　154
activation　179
active reference electrode　109
amplitude　29
artifact　193
asymmetry　32
atypical spike-and-slow-wave complex　81

⟨ B ⟩

background activity　36
basic activity　36
beta-coma　157
BECCT　116
behavioral automatism　109
bipolar derivation　12
benign epilepsy of children with centrotemporal EEG foci　115
benign epileptiform trangient of sleep (BETS)　170
BSE　119
build-up　180
burst　35
burst suppression　149

⟨ C ⟩

cataplexy　142
complex partial seizure　105
computed tomography　209
Creutzfeldt-Jakob disease　117
CT　209

⟨ D ⟩

diffuse　31, 34
diffuse alpha pattern　125
diffuse slow burst　93
duration　26

⟨ E ⟩

early infantile epileptic encephalopathy with suppression burst　93
EEG　8
EEG topography　225
EIEE　93
electroencephalogram　8
exploring electrode　10

⟨ F ⟩

fast fourier transform　224
fast wave　28
FIRDA　134
FIRTA　136
flat EEG　150
fourteen and six Hz positive burst　163
fourteen Hz positive burst　164

frequency 26
frontal intermittent rhythmic delta activity 134
frontal (occipital) intermittent rhythmic theta activity 136

< G >

generalized tonic clonic seizure 82
grand mal 82

< H >

hepatocerebral disease 120
high voltage 29
hump 47
HV 180
hyperventilation 180
hypnagogic hallucination 142
hypnagogic hypersynchrony 68
hypsarrhythmia 90

< I >

inactivity, record of electrocerebral 150

< K >

K complex 48

< L >

lazy activity 131
Lennox-Gastaut syndrome 87

linked bipolar derivation 12
localization-related epilepsy 96
localized 35
low voltage 29
low voltage EEG 126

< M >

Magnetic Resonance Imaging (MRI) 219
moderate voltage 29
myoclonic seizure 83

< N >

narcolepsy 139

< O >

occipital intermittent rhythmic delta activity 136
OIRDA 136
OIRTA 137
oral automatism 109

< P >

paradoxical alpha blocking 143
paroxysm 34
paroxysmal discharge 34
partial epilepsy 96
PCR 188
period 26
periodic synchronous discharge 117
petit mal absence 78

phantom spike-and-slow-wave 161
photic driving 185
photic stimulation 185
photoconvulsive response 188
photomyoclonic response 188
photomyogenic response 188
photoparoxysmal response 188
PMR 188
polygraphy 46,139
polymorphous delta activity 129
polymorphous delta waves 129
polyspike complex 34
polyspike-and-slow-wave complex 34,83
positive occipital sharp transient of sleep 49
Positron Emission Tomography (PET) 219
postarousal hypersynchrony 68
posterior triangular waves 67
POSTS 49
PS 185
PSD 117
psychomotor seizure 105
psychomotor variant 177

< R >

rapid eye movements 46
recruiting rhythm 89
referential derivation 12
referential electrode 10
REM 46
rolandic discharge 114
rhythmic temporal theta burst of drowsiness 178

< S >

salaam convulsion 92
sharp-and-slow-wave complex 34
sharp wave 34
Single Photon Emission CT (SPECT) 219
six Hz positive burst 164
six Hz spike-and-slow-wave 161
sleep attack 142
sleep onset REM period 139
sleep paralysis 142
slow wave 28
small sharp spikes (SSS) 168
spike 33
spike-and-slow-wave complex 34
spike-wave stupor 159
spindle 48
spindle-coma 157
sporadic 31
stupor 159
subclinical rhythmic electroen-

cephalographic discharges
of adults (SREDA) 175

< T >

temporal lobe epilepsy 105
ten-twenty (electrode)
　　system 10
thalamic and hypothalamic epi-
　　lepsy 168
three Hz spike-and-slow-wave
　　complex 79
triphasic wave 34,120

< V >

vertex sharp transient 47

< W >

West syndrome 90
wicket spikes 170

人名索引

アセリンスキー　　45
有馬　62
ウエスト　92
ウンフェルリヒト　　85
エードリアン　9
大熊　59
大田原　93
ガストー　89
ギブス　9,59,62,167,176,179
クライトマン　45
クラーク　92
クロイツフェルト　117
佐野　137,138
デメント　46,59
ベルガー　8,16,46
ヤコブ　117
リンズレイ　61
ルーミス　45
ルンドボルグ　85
レヒトシャッフェン　59
レンノックス　89

著者略歴

市川　忠彦（医学博士）
（いちかわ　ただひこ）

1946年　高知県に生まれる．
1971年　東京医科歯科大学医学部卒業．
　　　　その後，同大学神経精神医学教室医員．
1976年　茨城県立友部病院医員．
1981年　筑波大学臨床医学系精神医学講師．
　　　　この間，1983年9月～1984年10月フランス共和国，Aix-Marseille大学医学部臨床神経生理学部門に留学し，「後頭部に持続性に棘波様の波を示すてんかん」についてHenri Gastaut教授との共同研究に従事すると共に，l'Attestation d'Études d'EEG Cliniqueを取得．
1992年　筑波技術短期大学保健管理センター・視覚障害系教授．
2005年　国立大学法人筑波技術大学保健管理センター・視覚障害系教授．
2008年　目白大学人間学部人間福祉学科教授．

主な著書「臨床精神医学」（分担執筆，丸善）
　　　　「臨床精神医学講座　第9巻てんかん」（分担執筆，中山書店）
　　　　「Eyes and the mind-psychophysiological approach to psychiatric disorders through visual and ocular functions」（分担執筆，Japan Scientific Societies Press and Karger）
　　　　「精神医学文献事典」（分担執筆，弘文堂）
　　　　「誤りやすい異常脳波　第3版」（医学書院）

新版　脳波の旅への誘い　第2版

1993年10月7日	初版第1刷発行
2004年8月20日	初版第6刷発行
2006年4月24日	第2版第1刷発行
2021年4月20日	第2版第8刷発行

著　者　市　川　忠　彦
発行者　石　澤　雄　司
発行所　㈱星　和　書　店
　　　　〒168-0074　東京都杉並区上高井戸1-2-5
　　　　電話　03（3329）0031（営業部）／03（3329）0033（編集部）
　　　　FAX　03（5374）7186（営業部）／03（5374）7185（編集部）
　　　　http://www.seiwa-pb.co.jp

印刷・製本　株式会社　光邦

Ⓒ 2006　星和書店　　　Printed in Japan　　　ISBN978-4-7911-0599-1

- 本書に掲載する著作物の複製権・翻訳権・上映権・譲渡権・公衆送信権（送信可能化権を含む）は㈱星和書店が保有します。
- JCOPY〈（社）出版者著作権管理機構　委託出版物〉
  本書の無断複製は著作権法上での例外を除き禁じられています。複製される場合は，そのつど事前に（社）出版者著作権管理機構（電話 03-5244-5088，FAX 03-5244-5089，e-mail：info@jcopy.or.jp）の許諾を得てください。

専門医のための
臨床精神神経薬理学テキスト

日本臨床精神神経薬理学会専門医制度委員会 編集
下田和孝,古郡規雄 責任編集
B5判 448p 定価:本体6,800円+税

臨床精神神経薬理学専門医に必要な基本的知識・技術習得のための教本。『臨床精神神経薬理学テキスト第3版』を引き継ぎつつ一新した、専門医取得済みの方や指導医にも知識の整理に役立つ一冊。

こころの治療薬ハンドブック 第13版

井上猛,桑原斉,酒井隆,鈴木映二,水上勝義,
宮田久嗣,諸川由実代,吉尾隆,渡邉博幸 編
四六判 448p 定価:本体2,700円+税

精神科で用いられる主要薬剤のすべてを1つずつ見開きページでわかりやすく解説。使用エピソードや処方・服用ポイントなど、患者さんや家族、コメディカルにも役立つ情報が満載の2021年最新版。

精神科薬物療法に再チャレンジ

豊富な症例と具体的な解説で学ぶ処方の実際

日本臨床精神神経薬理学会 監修 寺尾岳 編集
A5判 272p 定価:本体3,600円+税

精神科薬物療法に自信をつけるために企画された本書は、各執筆者が自ら臨床で使いこなす薬物について、その使い方や他の薬物との使い分けのコツを、症例を提示しながら具体的に解説する。

発行:星和書店　http://www.seiwa-pb.co.jp

せん妄予防のコツ
静岡がんセンターの実践

松本晃明 編著

A5判　220p　定価：本体2,700円＋税

せん妄への対応、予防の取り組みを詳細な実例とともに記し、全国の病院スタッフが現場で活用できるよう、せん妄対策のノウハウやコツをわかりやすくまとめた役に立つ実践書。事後対応から予防へ！

シリーズ治療 イラストレイテッド 1
統合失調症治療イラストレイテッド

渡邉博幸 著

A5判　132p　定価：本体2,000円＋税

統合失調症の治療に関わる医師や多職種のスタッフに向けて、疾患の情報をわかりやすく伝える1冊。千葉大学精神医学教室で使用している情報提供ツールや最新の知見を余さず紹介。

精神科医の戦略＆戦術ノート
精神科救急病棟で学んだこと

白鳥裕貴 著

四六判　292p　定価：本体2,500円＋税

十余年の精神科救急での経験で得た知恵やコツ、後輩医師や研修医に話してウケがよかった話などを戦略、戦術という視点からまとめた覚え書。手軽に読める、臨床や病棟運営のノウハウが満載のノート。

発行：星和書店　http://www.seiwa-pb.co.jp

不安とうつの脳と心のメカニズム
―感情と認知のニューロサイエンス―

ダン・J・スタイン 著
田島治，荒井まゆみ 訳

四六判　180p　定価：本体2,800円+税

うつ病、強迫性障害、パニック障害、PTSDなどの精神疾患における感情と認知の神経科学的な基盤を進化論的な視点も加えて、カラフルな図とともに分かりやすく解説。

精神疾患のバイオマーカー

中村純 編

Ａ５判　304p　定価：本体5,800円+税

統合失調症やうつ病の病態を明らかにし、治療場面でのヒト情報から精神症状と相関する生物学的マーカーを探求する。より精緻な治療への指標となる研究成果が満載！

ECTハンドブック

チャールズ・H・ケルナー 他 著
澤温 監訳　扇谷嘉成 他 訳

四六判変形（188mm×120mm）　120p　定価：本体2,400円+税

今後の普及が見込まれる無けいれん性のECTについて、その基礎や原理、治療テクニック、適応となる患者の選択からアフターケアまで、必要にして十分な内容を記述した実践的手引書である。

発行：星和書店　http://www.seiwa-pb.co.jp